Le guide de la fécondation in vitro

Dr Miguel Jean
Christophe Butruille

Le guide de la fécondation in vitro

Préface du Dr Sabine Taylor

Albin Michel

Illustrations de Christiane Cinqualbre

SOMMAIRE

PRÉFACE

Quand encore une fois aucune grossesse n'a démarré, une prise de conscience s'opère dans le couple, silencieuse souvent, de peur d'effrayer l'autre. Ou de peur, peut-être, que faisant écho à ce qui commence à être une certitude intérieure, l'autre n'annulle le si faible espoir auquel s'accrocher encore.

Quand on est enfant, on s'imagine qu'un jour on sera grand, on trouvera le prince ou la princesse charmant(e), on vivra heureux et on aura beaucoup d'enfants. Cette image d'Épinal est gravée au plus profond de nous. La première blessure oblige à renoncer à cette image du bonheur. Alors qu'on nous a tous programmés pour une cascade d'événements heureux « obligatoires », voilà que pour ce couple se produit une fracture dont il ne se sent pas responsable, mais bien plutôt victime.

Lorsque, à l'étape suivante, à la consultation, nous proposons : « Nous allons faire un bilan de stérilité », nous sentons bien que cette phrase est terrible car elle confirme au couple cette difficulté. Et la difficulté qu'il va lui falloir maintenant reconnaître, accepter. Tous deux assommés, ils se lèvent, s'en vont sous le choc, oubliant souvent de dire au revoir. Ils retournent travailler, faisant comme si de rien n'était, surmontant l'envie de crier, de pleurer ou de s'enfuir.

Le premier temps est donc celui de l'anéantissement, celui de l'annonce qui, quelle que soit la forme employée, revient à dire : « Vous êtes stériles. »

Vient le temps de la recherche du pourquoi, des causes de la stérilité, des examens et du bilan qu'il faut faire. C'est alors, nous le constatons, que la tentation est grande pour ce couple que nous suivons de se mettre en quête de toutes informations possibles pour s'assurer de notre diagnostic, ou plutôt essayer de démentir. Mais cette recherche reste secrète.
Puis vient le temps d'accepter, de s'accepter soi et l'autre, ou de refuser, et cette étape sera très importante pour le couple. Certains n'y résisteront pas, l'union sera rompue. D'autres auront la capacité d'assumer et de poursuivre leur démarche, unis.
Enfin, vient le moment d'envisager un ou des traitements. Déjà, cette femme et cet homme en savent chacun beaucoup plus que leur entourage qui pose des questions et ne comprend pas ce qu'il prend pour de la patience. Mais ils sont très pressés. Et si c'était possible, ils avanceraient les rendez-vous, anticipant toutes les étapes, tout en sachant que cette hâte serait facteur de déséquilibre dans la vie de tous les jours. Pour préserver l'humeur, le regard sur l'autre, l'écoute mutuelle et la complicité du couple, il ne faut pas brûler les étapes. Il est bien de pouvoir accepter d'être pris en charge et de ne pas en avoir la maîtrise. Que ce soit le médecin qui impose le calendrier des examens et des traitements laisse le temps à chacun de faire son chemin.
Un jour, une femme que je voyais pour un examen m'explique qu'il s'agit du dernier à faire. Elle sort une longue liste et me dit : « Voilà, j'ai tout fait, mon mari aussi, alors maintenant, nous voudrions faire une pause. On verra dans quelques mois si on continue. » Ils avaient conscience de la nocivité du parcours, de sa lourdeur et de ses conséquences sur leur vie individuelle et leur vie de couple. Ils ont pris peur et c'était bien. Ils ont décidé de se ressourcer et de voir s'ils pouvaient l'un et l'autre continuer dans cette voie sans se perdre.
Certains se sentiront plus heureux dans des structures où ils reconnaîtront autour d'eux un grand nombre de couples confrontés aux mêmes difficultés. Ces rencontres desserreront le nœud de la culpabilité, atténueront ce sentiment de différence et d'injustice.
D'autres, pour s'accepter, auront besoin de se sentir uniques ; une prise en charge individuelle « en secret » leur sera indispensable.

Pour notre part, médecins, nous devons être tolérants. Nous avons la chance d'avoir choisi cette spécialité qui traite des organes de la fertilité, de la puissance sexuelle, du plaisir. Nous sommes des soignants, nous devons une attention et des soins respectueux de leurs convictions et de leurs désirs aux couples qui nous confient leur désir d'enfant et leurs corps, font de nous les témoins de leur histoire et de leur amour. Les couples, pour leur part, abordent une période qui va être longue et semée d'embûches. Il est fondamental qu'ils gardent confiance en eux et anticipent les obstacles, à deux si possible. Souvent, on qualifie les prises en charge de stérilité de « parcours du combattant » : c'est dire combien c'est destructeur. C'est pourquoi il nous faut veiller à laisser au couple la maîtrise de son histoire, à respecter la pudeur ou l'intimité de chacun, accepter qu'ils revendiquent d'être correctement informés, et leur donner la possibilité de trouver une aide psychologique s'ils en ressentent le besoin.
Personne ne choisit cette aventure, aucun couple n'est préparé à entrer dans ce domaine de la procréation médicalement assistée qui semble si opaque, si complexe. Ce livre a été élaboré par deux hommes qui, l'un comme l'autre, ont ressenti le besoin qu'il y avait de trouver une parole. Ils ont reconnu, par expérience, la nécessité de l'accompagnement lors du recours à la fécondation in vitro. Et la nécessité de trouver les informations. Car, on le sait, l'échange avec le médecin peut être le meilleur possible, on a toujours besoin de réfléchir à froid, de comprendre les paramètres en jeu, ce qui se fait, ce qui est proposé. Et pour cela rien de tel qu'un livre très complet, donnant tous les éléments d'information et de réflexion, sans fausse pudeur, sans masquer les difficultés, et sans aucun filtre d'optimisme idéaliste ou de pessimisme prudent. Telle est l'aide qu'offrent le Dr Miguel Jean et Christophe Butruille avec cet ouvrage résolument complet et objectif, qui se veut plus et mieux qu'un guide et qui permettra aux couples de vivre cette aventure en connaissance de cause.

Dr Sabine Taylor,
praticien hospitalier, gynécologue-obstétricien,
hôpital Antoine Béclère à Clamart

INTRODUCTION
Amandine a grandi

Le souvenir en est si présent que l'on a peine à croire que plus de vingt années ont passé depuis la naissance d'Amandine. La seule évocation de ce prénom d'emprunt, choisi en février 1982 pour assurer l'anonymat du premier bébé français issu d'une fécondation in vitro – on disait alors : un bébé éprouvette –, ramène encore en bien des mémoires l'émotion que cette naissance a suscitée. Les journalistes d'un célèbre hebdomadaire français d'actualité n'avaient-ils pas commenté l'événement en titrant : « Ce bébé venu d'ailleurs » ?
À l'époque, les médias, le grand public et une partie de la communauté scientifique elle-même avaient vu dans cette naissance l'aboutissement d'une longue période de recherche et de tâtonnements. En fait, on le sait aujourd'hui, c'est bien davantage d'un début qu'il s'agissait. Amandine, tout comme Louise Brown qui l'avait précédée en Angleterre – premier enfant jamais issu d'une fécondation in vitro, en juillet 1978 – ou comme plus tard Zoé – premier enfant issu d'une congélation puis décongélation embryonnaire, en Australie, en mai 1984 –, est le symbole d'une maîtrise nouvelle de la perpétuation de l'espèce humaine. Depuis plusieurs siècles, l'homme pressentait la possibilité de permettre à un couple stérile d'avoir un enfant ; jamais son obstination n'avait pu se muer de façon si probante en réalité.
Plus de vingt ans après, quelques chiffres permettent de saisir l'ampleur du « phénomène FIV » : près d'un million de naissances dans le

monde depuis 1978, dont plus de 60 000 en France ; chaque année, environ 35 000 tentatives de FIV sont effectuées dans notre pays.

Une aventure de presque 2 000 ans

Vue sous un angle historique, la fécondation in vitro est le stade le plus abouti d'une technique imaginée par les hommes dès l'Antiquité, consistant à reproduire de façon dissociée les éléments de l'acte sexuel pour en contourner l'aspect non-fécondant. Le principe de l'insémination artificielle est connu depuis le début de notre ère. Les écrits du Talmud – l'un des ouvrages les plus importants du judaïsme –, au IIe siècle, en attestent.

Au XIVe siècle, l'insémination artificielle aurait été utilisée par certaines tribus arabes comme acte de guerre : les bonnes juments de la tribu adverse étaient inséminées à l'aide de bouchons de paille imbibés de la semence de mauvais étalons...

Les premières inséminations réalisées sur l'être humain datent de la fin du XIXe siècle. Dans un climat juridique et religieux très défavorable, quelques scientifiques osent des tentatives : Girault, Pencoast. Leurs thèses, ou celles d'autres précurseurs, sont toutefois violemment attaquées et même interdites de publication.

Il faut attendre 1930 et la mise en évidence des variations cycliques de la femme pour que les recherches prennent un rythme soutenu et, surtout, qu'apparaisse l'idée d'une fécondation possible hors du corps humain. En 1939, Pincus et Saunders démontrent que les ovocytes humains obtenus à partir de follicules ovariens sont capables d'achever leur maturation en culture. La première tentative répertoriée de fécondation in vitro a lieu peu après, en 1944, sous l'égide des chercheurs Rock et Menkin.

À partir de la fin des années 1950, mais surtout durant les années 1970, l'amélioration des connaissances concernant le fonctionnement biologique et hormonal de l'être humain est considérable. C'est elle qui permet, progressivement, de croire possible le résultat espéré.

En 1969, le biologiste anglais Bob Edwards, professeur à Cambridge, parvient pour la première fois à féconder l'œuf humain dans une éprouvette. Et en 1978, après vingt années de recherche et une centaine de tentatives infructueuses, il parvient enfin à ses fins, avec le

gynécologue Patrick Steptoe. Louise Brown naît après fécondation in vitro, dans l'incrédulité du monde entier. Le professeur Edwards aura plus tard cette analyse révélatrice : « L'homme a marché sur la lune avant de savoir à quel moment se produit l'ovulation de la femme. »
Les premières FIV se font sans stimulation hormonale : un seul ovocyte est prélevé, et les chances de succès restent infimes.
Partout dans le monde, principalement sous l'impulsion des spécialistes anglais et australiens, des équipes se constituent pour parvenir à reproduire l'exploit scientifique. Dans le même temps, informés par la presse, des milliers de couples voient soudain, grâce à la fécondation in vitro, renaître un espoir qui jusqu'alors était vain : celui d'avoir un enfant malgré l'existence d'un diagnostic de stérilité. En dépit des lourds besoins budgétaires réclamés par la technique, un engouement s'empare de très nombreux pays.
En 1981 est imaginé le principe de la stimulation d'ovulation, qui permet d'obtenir plusieurs ovocytes au lieu d'un seul et, donc, de multiplier les chances de succès de la fécondation, puis de la réimplantation de l'embryon dans l'utérus. Et en France, trois ans et demi après Louise Brown, le professeur René Frydman et le docteur Jacques Testart permettent la naissance d'Amandine, à l'hôpital Antoine Béclère de Clamart. Cinq ans d'efforts et d'obstination trouvent ce jour-là leur aboutissement.
À l'extraordinaire de chacune des premières naissances (vingt seulement environ sont survenues dans le monde entre 1978 et 1981) succèdent alors – au fur et à mesure de l'amélioration des connaissances et du perfectionnement de la technique – des périodes de fiabilisation puis d'adaptation de la fécondation in vitro. Durant les années 1980 et 1990, de plus en plus de couples doivent y recourir et de plus en plus de personnes découvrent que des membres de leur entourage sont concernés. Le grand public, grâce à son vécu progressif et à la voix des médias, prend l'habitude de vivre avec la FIV.
En 1992, la technique subit sa dernière grande révolution à ce jour, lorsque les professeurs André Van Steirteghem et Paul Devroey, de l'Université Libre de Bruxelles, présentent la technique de l'ICSI (IntraCytoplasmic Sperm Injection) et ses résultats prometteurs dans le traitement de stérilités masculines jusqu'alors rédhibitoires. Des perspectives oubliées de paternité saisissent alors, comme au début des années 1980, des milliers d'hommes et de couples.

Et on ne saurait parler de fin, car l'homme poursuit son rêve de dominer la vie. Quelles sont les évolutions à venir ? La voie de la biologie cellulaire représente-t-elle le futur possible de l'assistance médicale à la procréation ? Malgré la prudence avec laquelle doivent légitimement être analysées les recherches touchant à ce domaine, rien ne permet d'en écarter ni d'en privilégier la possibilité à moyen ou long terme. Bien des expériences scientifiques, dont la FIV fait partie, ont démontré que ce qui peut être jugé comme scénario de science-fiction un jour, peut entrer plus rapidement qu'on le croit dans le champ des habitudes.
Pour l'heure, la fécondation in vitro est la technique d'assistance à la procréation la plus aboutie au monde. Elle est dispensée dans les hôpitaux et cliniques agréés de la plupart des grandes villes. Le travail qu'un petit nombre de « pionniers » a mené dans l'ombre – lorsque ce n'était pas dans un climat de franche hostilité, de scepticisme et de railleries – est l'héritage dont disposent aujourd'hui des milliers de gynécologues, de biologistes... et de couples, à travers la planète.

La FIV : une démarche complexe et toujours unique

Vingt ans d'histoire, c'est à la fois peu et beaucoup. Dès la fin des années 1980, une fois la période de « démocratisation » achevée et après plusieurs milliers de naissances, le terme de banalisation a fait son apparition concernant la fécondation in vitro. Il est toujours fréquemment prononcé. À la question de savoir si c'est à raison, il est possible de répondre que les banalisations médiatique et technique de la FIV sont aujourd'hui difficilement contestables. Par contre, pour les principaux intéressés, qui restent les couples privés d'enfants, ce terme possède un sens inconnu.
Banalisation médiatique. Pour le grand public, la FIV est entrée « une fois pour toutes » dans le champ du connu en 1982. Les adaptations ou perfectionnements qu'a connus la technique depuis cette date ont certes relancé l'intérêt, et parfois la passion, des scientifiques, de certains journaux spécialisés ou du Comité national d'éthique. Mais les débats provoqués n'ont plus dépassé, ou peu, le cadre restreint des personnes intimement ou professionnellement concernées. Pour le grand public, friand de sensations, la FIV fait, depuis vingt ans, partie du paysage médical.

Banalisation technique. Pour le personnel des centres de FIV, qui dans les structures les plus importantes doit gérer 80 ou 100 tentatives par mois, les mots « habitude », voire « routine », peuvent sembler correspondre à une certaine réalité. Ils sont, en tout état de cause, abondamment prononcés par les patients qui soulignent que, dans les services, le temps manque trop souvent pour que soit considéré individuellement chaque couple, chaque femme. La réalité est plus complexe. Il convient d'abord de rappeler que, malgré la charge de travail, toutes les équipes médicales veillent à considérer chaque couple comme unique. Il faut souligner ensuite que chaque prise en charge est individualisée et que, dans tous les centres, en dehors du temps qu'ils passent avec les patients, les praticiens se réunissent à intervalles réguliers pour évoquer le cas de chacun. Il n'en demeure pas moins, il est vrai, qu'on exige des professionnels une efficacité de tous les jours, que ce soit des sages-femmes, des gynécologues ou des biologistes. Cette efficacité possède un aspect technique primordial qui ne permet pas toujours de considérer chaque cas avec le temps et la sérénité nécessaires.

Quelques secondes suffisent maintenant pour retourner mentalement la situation et pour imaginer l'état d'esprit d'un couple pour lequel la FIV représente l'unique possibilité d'avoir un enfant. On mesure rapidement alors à quel point, malgré tout, chacune des dizaines de milliers de tentatives réalisées en France chaque année possède un caractère unique. À quel point surtout aucune ne peut se résumer aux seules considérations techniques qu'ont à connaître le grand public et les professionnels des centres de FIV.

On ne s'habitue pas à l'infertilité. L'absence d'enfant est une épreuve cruelle pour un couple qui en désire. C'est une injustice et une douleur.

Cette douleur, il faut tenter de l'analyser pour bien comprendre. Il faut expliquer que ce n'est pas seulement l'absence d'enfant en tant que telle qui la constitue. Ce qui la compose, c'est aussi l'éclairage général que cette absence donne à chaque jour de la vie. Ce sont les couleurs dont cette absence teinte la relation avec soi-même, la relation de couple, la relation avec les autres. C'est le goût que cette absence donne à la vision du futur.

De ces multiples aspects quotidiens de l'infertilité, le grand public et l'entourage ont rarement conscience. Vivre l'infertilité est une épreuve intime de couple, qui met à mal les convictions établies et réclame de sévères remises en cause.

De manière symétrique, décider de tenter une FIV est un acte plus complexe qu'on le croit souvent. Il ne s'agit pas seulement d'accepter ou non une série de contraintes médicales.

Pour n'importe quel couple, envisager la naissance d'un enfant – surtout si c'est le premier –, c'est se projeter mentalement dans un bouleversement de sa vie connue. Cette démarche s'inscrit avec force dans le déroulement général de l'existence et, comme la vie elle-même, possède de multiples aspects : circonstanciels, psychologiques, sociaux.

Lorsque l'enfant vient spontanément, la réalité de ce grand bouleversement s'impose au couple. Lorsqu'au contraire une FIV est nécessaire, ce même bouleversement n'est qu'un espoir. Un peut-être. Dès lors, « s'offrir » cette simple hypothèse de la naissance possède un coût très élevé en termes d'investissement personnel et de volonté. Et surtout, l'incertitude du résultat est poignante, car elle met à contribution les failles, peurs ou fragilités enfouies dans la personnalité de chaque homme et chaque femme.

Ainsi, la biologie et la médecine sont merveilleusement déterminantes, car elles rendent possible l'accomplissement du désir d'avoir un enfant. Elles ne constituent pour autant que l'un des multiples éléments qui, pour un couple, sont inclus dans la démarche de fécondation in vitro.

D'autres facteurs ont leur part. Tenter une FIV réclame une réflexion et un cheminement sur la vie elle-même et sur le sens qu'on veut lui donner. Cela réclame d'accepter l'espoir toujours mesuré de la réussite. Cela réclame d'envisager sa propre capacité à surmonter l'échec possible de la tentative, avant même que celle-ci commence... Cela demande, en résumé, d'accepter le poids d'une vive tension. Une femme enceinte, même si elle a déjà plusieurs enfants, est la plus heureuse des femmes dès lors que son bébé est souhaité. Comment ne pas imaginer alors l'intensité de passion et d'espoir que des couples privés de la joie d'une seule naissance depuis deux, cinq ou dix ans, mettent dans la FIV ?

Il convient enfin d'ajouter que le principe technique de la FIV comporte des réalités qui peuvent s'avérer âpres à envisager. La méthode n'est pas sans soulever des questionnements d'ordres

moral et religieux, éthique, philosophique... Chacun d'eux s'ajoute au caractère particulier et complexe de la décision d'un couple de réaliser une fécondation in vitro.
La maîtrise technique aujourd'hui éprouvée, la connaissance de mieux en mieux répandue, ne gommeront donc jamais la singularité que représente chaque tentative de fécondation in vitro... exactement comme sont uniques et merveilleuses une grossesse et une naissance, en dépit de l'apparente routine que peut représenter pour le gynécologue ou le service de maternité le suivi de celles-ci.

Une source de documentation et un guide

Dans ce livre, nous nous sommes attachés à étudier les différentes facettes de l'aventure particulière que représente la fécondation in vitro.
Pour nous, médecins, une tentative de FIV est avant tout le fruit d'un diagnostic, puis une démarche dont les composantes sont médicales. Mais nous avons tenu à ne pas occulter les autres aspects, souvent oubliés, que revêtent la compréhension et le vécu d'une tentative. Une approche humaine a ainsi été privilégiée, au cœur de laquelle se trouvent l'homme et la femme, avec leur vie quotidienne, leurs questions et préoccupations. C'est bien pour les couples que cet ouvrage a été imaginé, puis conçu.
Nous appuyant sur nos compétences et notre parcours personnel, nous avons effectué un travail d'enquête, de rencontres et de documentation. Nous avons échangé avec un nombre important de couples. Nous avons rédigé et distribué durant presque une année un questionnaire aux patients d'un service FIV. Nous nous sommes entretenus avec des professionnels qui ont apporté leur éclairage et leur compétence. Nous avons visité plusieurs cliniques et structures hospitalières.
Grâce à cette large collecte d'information, nous sommes parvenus à distinguer trois visages sous lesquels la fécondation in vitro se présente tour à tour aux patients :
– médical ;
– intime et psychologique ;
– relationnel et social.

Nous avons construit ce livre autour de chacun de ces trois grands axes, avec un souci constant de clarté et de proximité concernant les questions concrètes que se posent les couples.
Nous espérons être parvenus à faire de cet ouvrage un outil d'information, d'explication et de compréhension de la fécondation in vitro sous tous ses aspects et, dans la mesure du possible, un outil d'aide et de conseils.
Nous espérons pouvoir être utiles à l'entourage des couples, qui bien souvent se trouve désarmé devant le désarroi d'un homme ou d'une femme proche, concerné(e) par la FIV.
Les professionnels ne sont pas oubliés, principalement les sages-femmes et infirmières. Souhaitons que cet ouvrage leur apporte les moyens de dialoguer plus sereinement, lorsque cela est nécessaire, avec leurs patient(e)s.

I

Reproduction humaine et infertilité

1
La procréation humaine

D'un point de vue strictement biologique, c'est-à-dire en ignorant la démarche relationnelle fondamentale qui conduit un homme et une femme à vouloir un enfant, la procréation humaine peut schématiquement se résumer en trois phases successives :
– la formation des cellules reproductrices, spermatozoïdes chez l'homme, ovocytes (ou ovules) chez la femme ;
– la fécondation, c'est-à-dire la fusion d'un spermatozoïde et d'un ovocyte pour former une cellule unique, l'œuf fécondé ;
– le développement de cet œuf qui devient embryon, puis fœtus, jusqu'à la naissance d'un enfant.
Le rappel des principales étapes de la procréation humaine constitue un préalable indispensable à une meilleure compréhension des causes de l'infertilité et du principe de la fécondation in vitro. Le début de cet ouvrage aborde ainsi l'anatomie des appareils génitaux de l'homme et de la femme et la manière dont ils fonctionnent.

L'appareil génital masculin

Il est composé des testicules responsables de la fabrication des spermatozoïdes et d'une succession de canaux chargés de les amener vers l'extérieur. Pendant le rapport sexuel, le pénis permet la libération des spermatozoïdes dans l'appareil génital féminin. Pendant la vie fœtale, les testicules sont localisés dans l'abdomen. Avant la naissance ou immédiatement après, ils quittent leur position pour descendre dans les bourses, car la température du corps est trop élevée pour leur permettre de fonctionner correctement. L'absence de descente des testicules, encore appelée cryptorchidie, expose à un défaut de fabrication des spermatozoïdes. Pour éviter ce risque, un traitement médical ou chirurgical est envisagé pour replacer les testicules en position normale.

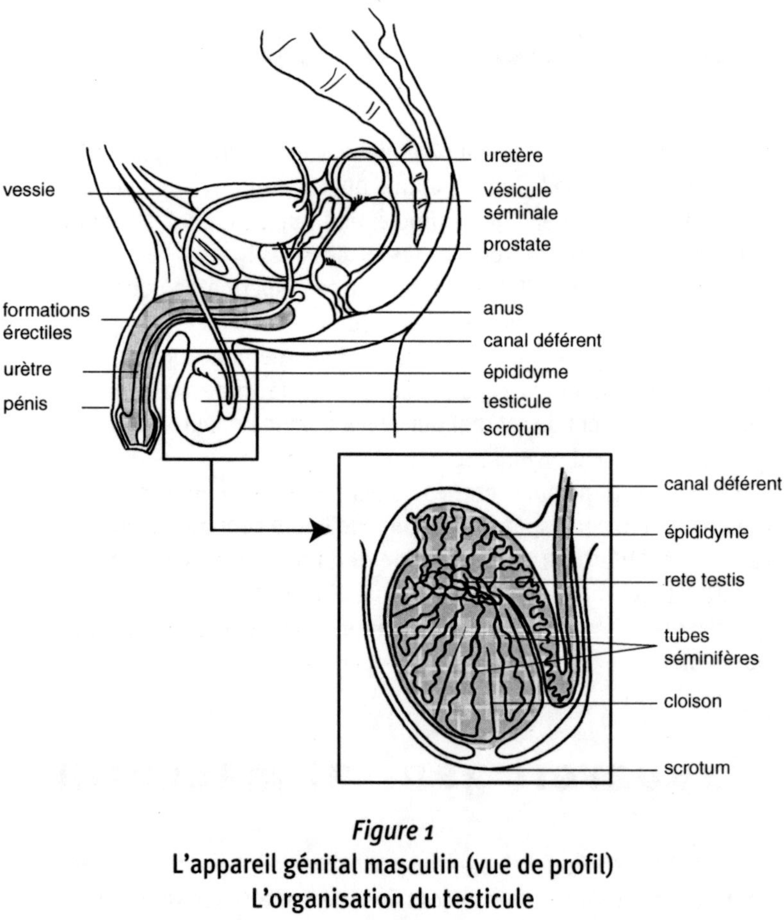

Figure 1
L'appareil génital masculin (vue de profil)
L'organisation du testicule

À l'intérieur de chacune de ces glandes, des cloisons délimitent une trentaine de petits compartiments. Chacun d'entre eux contient plusieurs conduits très fins enroulés sur eux-mêmes : les tubes séminifères. Ils sont responsables de la fabrication des spermatozoïdes. En plaçant tous ces tubes bout à bout, leur longueur totale dépasserait la centaine de mètres ! Dans chaque petit compartiment, la place laissée libre par les tubes est occupée par des fibres et des cellules. Certaines de ces cellules produisent la testostérone, l'hormone responsable, à la puberté, de l'apparition des caractères sexuels typiquement masculins : barbe et moustache, voix grave...

La fabrication des spermatozoïdes, encore appelée spermatogénèse, débute à la puberté et se poursuit de manière continue jusqu'à la fin de la vie. Elle se déroule dans la très fine paroi du tube séminifère depuis l'extérieur vers le centre c'est-à-dire vers la lumière du conduit. À partir de la périphérie, des petites cellules, les spermatogonies, vont se multiplier, puis se transformer en cellules plus volumineuses : les spermatocytes. En se rapprochant de l'intérieur du tube, ces nouvelles cellules abandonnent la moitié de leurs chromosomes et portent désormais le nom de spermatides.

À la différence de toutes les autres cellules, les cellules reproductrices masculines, tout comme les cellules reproductrices féminines, ne possèdent pas 46 chromosomes, mais seulement la moitié, soit 23 chromosomes. Les spermatozoïdes et les ovocytes sont donc destinés à se rencontrer pour fusionner et reconstituer ainsi le nombre de chromosomes caractéristique de l'espèce humaine.

À l'issue d'une véritable métamorphose qui dure environ 23 jours, chaque spermatide se transforme finalement en spermatozoïde. Au total, la formation d'un spermatozoïde est un processus complexe qui demande aux testicules plus de 2 mois de travail !

Arrivé sur les berges du canal séminifère, le jeune spermatozoïde, qui ne sait pas encore nager, se laisse entraîner par le courant avec ses millions de congénères. Plus loin dans l'appareil génital, il apprendra à se déplacer de façon autonome.

Le spermatozoïde

Cette cellule très spécialisée, produite à des millions d'exemplaires, a une mission précise : transporter le patrimoine génétique masculin

dans les voies génitales féminines, rencontrer un ovocyte et fusionner avec lui. La structure et la forme du spermatozoïde sont parfaitement adaptées à ces fonctions.
D'une longueur d'environ 6 millièmes de millimètre, il est formé de trois parties : la tête, la pièce intermédiaire et le flagelle.
La tête du spermatozoïde, de forme ovale, contient les chromosomes à l'abri dans le noyau et un petit sac aplati, l'acrosome, chargé d'enzymes. Le moment venu, ces substances seront libérées pour faciliter la rencontre du spermatozoïde et de l'ovocyte.
Juste en arrière de la tête, la pièce intermédiaire contient les mitochondries, véritables usines cellulaires qui fabriquent le carburant nécessaire au déplacement de la cellule.

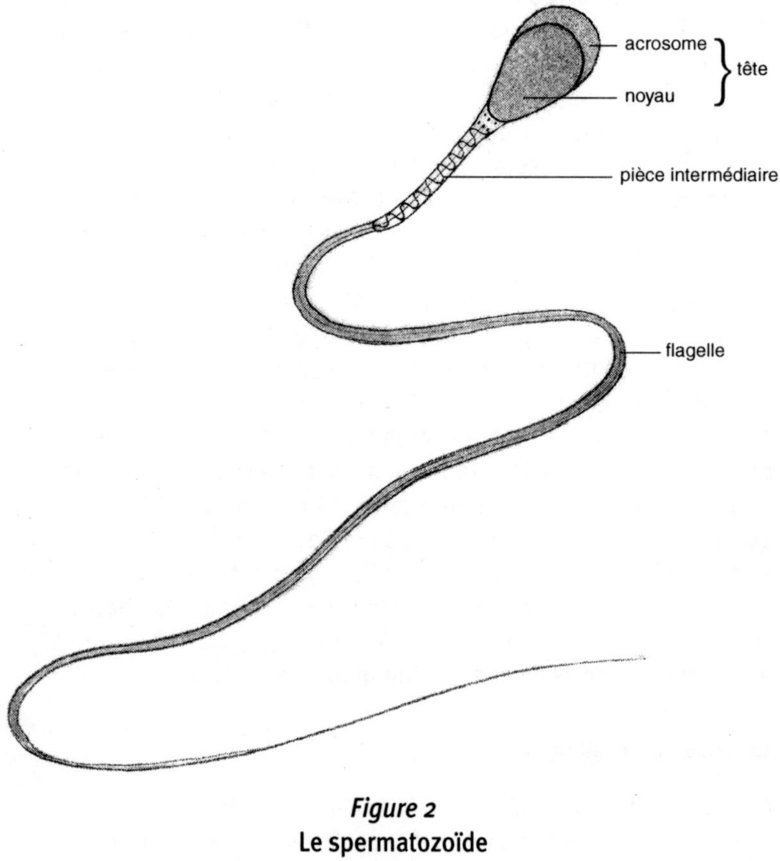

Figure 2
Le spermatozoïde

Enfin, dans l'axe de la tête et de la pièce intermédiaire, le flagelle (ou queue) constitue l'appareil locomoteur du spermatozoïde. Le déplacement est assuré grâce à une onde qui parcourt le flagelle sur toute sa longueur et donne au spermatozoïde un mouvement sinusoïdal semblable à celui d'un serpent. Grâce à sa forme très adaptée au mouvement, le spermatozoïde peut atteindre une vitesse de 0,05 millimètre par seconde. La modestie de ce chiffre est trompeuse : à l'échelle humaine, la vitesse équivalente serait celle d'un nageur parcourant plus de 10 mètres à la seconde !

Les canaux de l'appareil génital

Les spermatozoïdes produits dans les tubes séminifères sont immobiles et se laissent porter par le liquide contenu dans les canaux testiculaires jusqu'à l'entrée du premier canal de l'appareil masculin : l'épididyme. Cet organe tubulaire d'une longueur impressionnante – il mesure plus de 6 mètres –, très replié sur lui-même, prend naissance au sommet du testicule.

Pour les jeunes spermatozoïdes, le passage dans ce très long conduit représente un véritable apprentissage. Après un transit d'environ 12 jours, ils sont capables de se déplacer de façon autonome et peuvent féconder l'ovocyte. La portion terminale de l'épididyme constitue une sorte de réservoir où s'accumulent les spermatozoïdes entre deux éjaculations.

L'épididyme se prolonge par le canal déférent, deuxième canal de l'appareil masculin. Lorsqu'un homme a recours à une vasectomie, le chirurgien sectionne ou ligature le canal déférent (encore appelé *vas deferens*). Cette intervention empêchant les spermatozoïdes d'atteindre la prostate, le sperme éjaculé ne contient plus de spermatozoïdes.

À la suite du canal déférent, le canal éjaculateur pénètre dans la prostate où il déverse son contenu dans l'urètre. Cette partie terminale des voies spermatiques, commune au système urinaire (passage de l'urine) et au système génital (passage du sperme), achemine les spermatozoïdes jusqu'à l'extérieur de l'organisme.

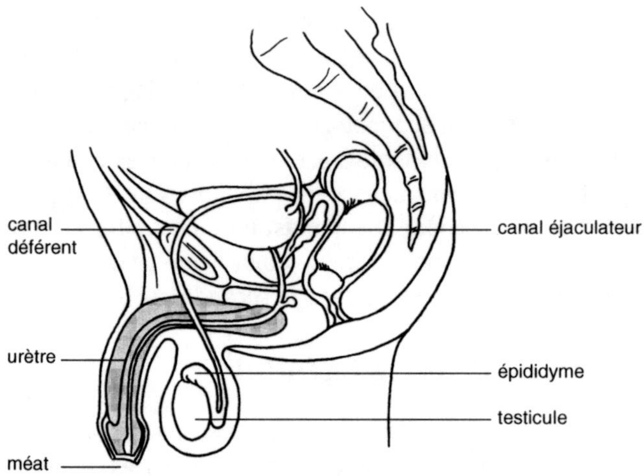

Figure 3
Le trajet des spermatozoïdes dans les canaux de l'appareil génital masculin

Les glandes de l'appareil génital

Il s'agit principalement des vésicules séminales et de la prostate. Ces glandes annexes de l'appareil génital masculin produisent la partie liquide du sperme appelée liquide séminal, l'autre partie du sperme étant constituée des spermatozoïdes.

Les vésicules séminales situées au voisinage de la vessie produisent plus de la moitié du liquide séminal. Leur sécrétion contient des éléments nutritifs, tels que du sucre et de la vitamine C, destinés aux spermatozoïdes. Le mélange entre les spermatozoïdes et ce liquide visqueux se produit dans les canaux éjaculateurs, au moment de l'éjaculation.

La prostate fournit l'autre partie du liquide séminal. Cette glande située sous la vessie, entoure la portion initiale de l'urètre. Grâce à un mécanisme complexe de sphincters qui s'ouvrent et se ferment, l'urine et le sperme ne doivent pas se rencontrer. Au moment de l'éjaculation, un sphincter condamne l'entrée de la vessie, interdisant l'émission d'urine et dirigeant le sperme vers le pénis. À la suite de dommages au cours d'une intervention chirurgicale ou dans scertaines maladies comme le diabète, le fonctionnement de cette petite valve peut être altéré. Le sperme se déverse alors dans la vessie et l'éjaculation est dite rétrograde.

Le pénis

Encore appelé verge, c'est l'organe de l'accouplement. Contrairement aux idées reçues, la taille du pénis n'est liée ni au poids, ni à la stature de l'individu. À l'état flaccide, c'est-à-dire au repos, il mesure en moyenne 8 à 10 cm de long. Mais différents facteurs, comme le stress ou la température extérieure, peuvent diminuer provisoirement sa taille. Au moment de l'érection, il augmente de volume, durcit et se dresse vers l'abdomen. Il mesure alors, en moyenne, entre 15 et 18 cm. Malgré tous les clichés véhiculés depuis l'Antiquité et présents dans l'imaginaire de nombreux hommes, la taille du pénis ne reflète ni la virilité ni les performances sexuelles.

L'érection et l'éjaculation

L'érection est nécessaire à l'accouplement. Au cours de l'excitation sexuelle, l'érection est le résultat d'un afflux de sang dans le pénis. La flaccidité réapparaît lorsque le sang retenu dans le pénis retourne dans la circulation générale.
Au terme d'impuissance, jadis employé pour désigner l'absence d'érection, les médecins préfèrent aujourd'hui celui de dysfonction érectile. Cette expression, jugée moins péjorative, décrit la difficulté rencontrée par certains hommes pour obtenir et maintenir une érection. Si des facteurs psychiques, tels que le stress ou l'anxiété, peuvent être à l'origine de troubles de l'érection, de nombreux cas de dysfonction érectile sont liés à des facteurs physiques. L'hypertension artérielle, le diabète ou l'excès de cholestérol, en diminuant l'arrivée de sang dans le pénis, peuvent perturber la fonction érectile. Les mêmes effets sont retrouvés avec le tabagisme, l'abus d'alcool ou la consommation de stupéfiants. Enfin, la dysfonction érectile fait partie des effets secondaires de médicaments tels que certains antidépresseurs ou certains traitements de l'hypertension.

L'éjaculation, contemporaine de l'orgasme masculin, est un phénomène réflexe déclenché par des stimulations rythmées du pénis au cours du rapport sexuel ou de la masturbation. La contraction des muscles du périnée provoque l'expulsion saccadée du sperme par le méat urétral. Le volume de sperme ainsi projeté à l'extérieur est appelé éjaculat.

L'appareil génital féminin

L'appareil génital féminin assure plusieurs fonctions : la production des ovocytes, l'accueil et le transit des spermatozoïdes, la fécondation, le transport et l'implantation de l'ovocyte fécondé, le développement de l'embryon puis du fœtus au cours de la grossesse et enfin l'expulsion du bébé au moment de l'accouchement.

Anatomie

Sur le plan anatomique, l'appareil génital féminin comprend la vulve, le vagin, l'utérus, les trompes et les ovaires. La vulve est la partie visible de l'appareil génital. Dans la cavité abdominale, les fonctions de reproduction sont assurées par une succession de conduits et de cavités. S'ouvrant dans la vulve, le vagin, conduit souple et extensible, reçoit le sperme lors du rapport sexuel. Au fond de cet organe, le col de l'utérus, grâce au petit canal qui le traverse, fait communiquer le vagin et l'utérus.

L'utérus est un organe creux destiné à accueillir l'embryon pendant son développement. Sa paroi épaisse formée de deux couches distinctes délimite une cavité extrêmement réduite en dehors de la grossesse. La première couche appelée endomètre tapisse la cavité utérine. Cette muqueuse, éliminée au moment des règles, est renouvelée à chaque cycle menstruel. L'autre couche, très épaisse et formée de fibres musculaires, est appelée myomètre. En se contractant, le myomètre expulse le fœtus au moment de l'accouchement.

Du fond de l'utérus, deux fins conduits partent en direction des ovaires : ce sont les trompes utérines (ou trompes de Fallope).

Chaque trompe se termine, au contact de l'ovaire, par une portion évasée pourvue de franges appelée pavillon. Ces fragiles conduits ont plusieurs missions à remplir : capter l'ovocyte libéré par l'ovaire, accueillir les spermatozoïdes et faciliter leur déplacement, permettre la fécondation et, enfin, assurer la migration de l'embryon jusqu'à la cavité utérine.
Les ovaires sont logés de part et d'autre de l'utérus dans la cavité pelvienne. Sous le contrôle du cerveau, ils assurent deux fonctions essentielles : la production d'ovocytes fécondables et la sécrétion d'hormones sexuelles, les œstrogènes et la progestérone.

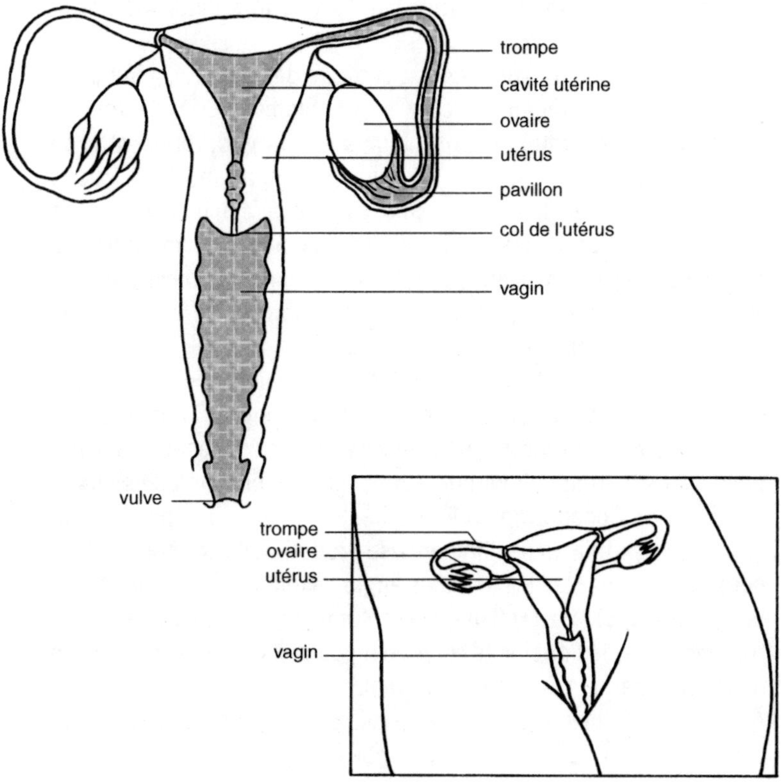

Figure 4
L'appareil génital féminin (vue de face)
Situation anatomique de l'appareil génital féminin

Le cycle féminin

Tout comme les testicules, les ovaires sont contrôlés par le cerveau qui, en véritable chef d'orchestre, assure le fonctionnement harmonieux de l'appareil reproducteur. Chez la femme, à la différence de l'homme, le fonctionnement de l'appareil génital est cyclique. On appelle cycle menstruel la période comprise entre chaque début de règles, qui se répète, tous les 28 jours environ, de la puberté à la ménopause. Le cycle féminin comprend l'ensemble des modifications de l'appareil génital impliquées dans l'accueil des spermatozoïdes, dans la production et la libération d'un ovocyte et dans la nidation de l'embryon à l'intérieur de la muqueuse utérine.

Le responsable du fonctionnement cyclique de l'appareil génital est une région du cerveau appelée hypothalamus. Chez la femme comme chez l'homme, l'hypothalamus est un véritable centre de contrôle qui régit et coordonne un nombre important de fonctions essentielles à la vie de l'être humain, comme la faim ou la soif, mais aussi des émotions telles que la colère ou la plaisir. L'hypothalamus exerce son rôle en envoyant des ordres sous forme de messages chimiques, les hormones, véhiculés par le sang à l'ensemble des organes dont il doit diriger le fonctionnement.

Les ordres de l'hypothalamus destinés aux ovaires sont relayés par une autre petite glande du cerveau : l'hypophyse. Toutes les 90 minutes environ, l'hypothalamus émet un message destiné à l'hypophyse sous la forme d'une hormone appelée GnRH (initiales anglo-saxonnes de Gonadotrophin Releasing Hormone). En réponse à cet ordre de l'hypothalamus, l'hypophyse produit deux hormones destinées aux ovaires : la FSH (initiales anglo-saxonnes de Follicle Stimulating Hormone) et la LH (Luteinizing Hormone). Cette cascade d'instructions relayées depuis le cerveau jusqu'aux ovaires est à la base du fonctionnement du cycle menstruel.

À la différence des testicules, les ovaires n'ont pas une production continue : la petite fille arrive au monde avec son capital d'ovocytes. Dans l'ovaire, chaque ovocyte est abrité dans une petite bulle appelée follicule. À la naissance, les ovaires en contiennent une réserve de plusieurs millions. Ce stock d'ovocytes constitué pendant la vie intra-utérine va s'épuiser progressivement au cours de la vie : à la

puberté, il n'en reste plus qu'environ 400 000. Cependant, même diminué, ce capital sera largement suffisant pour assurer les quelques 500 ovulations de la vie génitale de la femme.
Ainsi, chaque ovocyte en sommeil dans son follicule peut attendre son tour pendant plus de 30 ans avant d'être ovulé et, éventuellement, fécondé. Cette longue durée d'attente explique, en partie, l'augmentation des anomalies de la fécondation constatée après 40 ans.

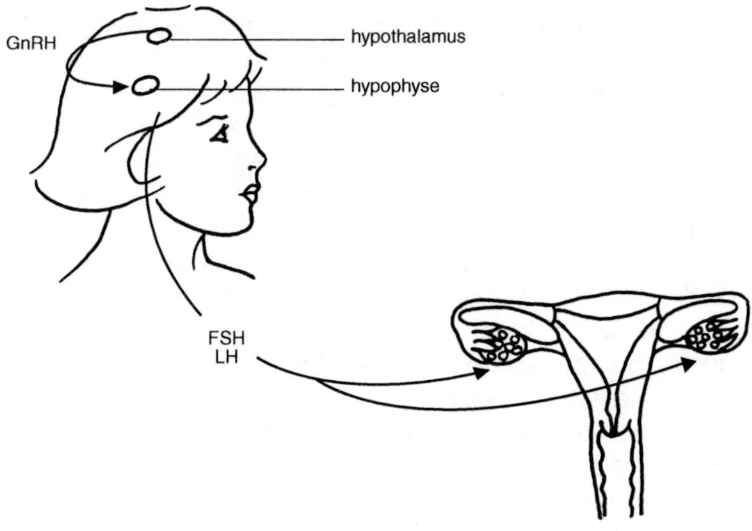

Figure 5
Le contrôle des ovaires par le cerveau

Le cycle féminin commence au début des règles (1er jour des règles = 1er jour du cycle) et comporte deux phases.
Du 1er au 14e jour d'un cycle théorique de 28 jours, la première phase correspond à la période de développement de quelques follicules. Pour cette raison, cette phase est appelée phase folliculaire. Dès les premiers jours du cycle, c'est-à-dire pendant les règles, la FSH produite par l'hypophyse stimule le réveil et le développement de quelques follicules dans l'un des ovaires. À l'intérieur de chacune de ces petites bulles de liquide, l'ovocyte, stimulé par la FSH, grossit et

s'entoure progressivement de plusieurs couches de cellules. Pendant la phase folliculaire, ces cellules fabriquent des hormones et notamment, l'estradiol. En empruntant la circulation sanguine, l'estradiol libéré par les follicules ovariens se dirige notamment vers le cerveau.

Dans le cerveau, l'arrivée de quantités croissantes d'estradiol informe l'hypophyse sur l'efficacité de son message « FSH » : les ovaires ont répondu à la stimulation, le nombre de follicules « réveillés » en cours de développement est satisfaisant. Tenant compte de ces informations rassurantes, l'hypophyse réduit alors sa production de FSH. Dans l'ovaire, cette pénurie produit un déséquilibre dans le développement des follicules. Un seul follicule, en s'appropriant la faible quantité de FSH désormais disponible, peut poursuivre son développement : c'est le follicule dominant. Les autres follicules, stoppés dans leur évolution, entrent dans un processus de dégénérescence appelé atrésie.

Le follicule dominant poursuit sa croissance et à la fin de la 1ère phase du cycle, vers le 12e-13e jour, il mesure environ 2 cm de diamètre et bombe à la surface de l'ovaire. À l'intérieur de ce follicule arrivé à maturité, l'ovocyte est logé dans un petit massif de cellules nourricières et baigne dans du liquide.

Vers le 13e-14e jour, une autre hormone produite par l'hypophyse, la LH, distribuée à faible dose depuis le début du cycle, arrive brutalement en quantité très importante au niveau de l'ovaire. Cette véritable décharge chimique provoque la rupture des parois du follicule dominant qui expulse l'ovocyte devenu mature : c'est l'ovulation. L'ovocyte ainsi libéré est capté par le pavillon de la trompe qui coiffe l'ovaire, pour être entraîné jusqu'à l'ampoule tubaire. Cette région particulière de la trompe, voisine de l'ovaire, est le lieu de rendez-vous habituel avec les spermatozoïdes.

La seconde phase du cycle menstruel débute au moment de l'ovulation par la transformation du follicule rompu en une nouvelle structure ovarienne : le corps jaune. Cette petite glande assure la production de progestérone. Cette hormone, typiquement féminine, a notamment la responsabilité de préparer l'utérus à la nidation de l'embryon. La progestérone est également à l'origine de l'augmentation de la température du corps (quelques dixièmes de degré) observée pendant cette deuxième phase du cycle menstruel.

Lorsqu'il n'y a pas de grossesse, le corps jaune s'atrophie et arrête sa production de progestérone à la fin du cycle. Environ 14 jours après l'ovulation, le retour des règles annonce le début d'un nouveau cycle.

Les hormones produites par les ovaires ont plusieurs rôles. À l'entrée de l'utérus, les effets des œstrogènes et de la progestérone sur la glaire cervicale sont radicalement opposés. Les œstrogènes stimulent sa sécrétion et augmentent sa perméabilité aux spermatozoïdes. En revanche, la progestérone réduit la production de glaire cervicale et diminue sa perméabilité. Les conditions les plus favorables pour l'entrée des spermatozoïdes dans l'utérus sont donc réunies en fin de la phase folliculaire, juste avant l'ovulation : le niveau d'œstrogènes est élevé et celui de progestérone est encore faible.

Pendant la première phase du cycle menstruel, l'estradiol produit par les follicules ovariens stimule également la croissance de la muqueuse utérine (ou endomètre) qui devient plus épaisse. Après l'ovulation, pendant la phase lutéale, la progestérone poursuit la préparation de l'endomètre à une éventuelle nidation en stimulant sa vascularisation. À la fin du cycle, lorsque la production de progestérone diminue, la muqueuse utérine gorgée de sang, qui s'était préparée à accueillir un embryon, se désagrège, provoquant l'apparition des règles, mélange de sang et de petits fragments d'endomètre. En cas de grossesse, le niveau de progestérone est maintenu, empêchant l'apparition des règles.

L'ovocyte

La cellule reproductrice féminine, expulsée dans la trompe au moment de l'ovulation, est une grosse cellule sphérique. Avec un diamètre d'environ un dixième de millimètre, l'ovocyte détient le record de taille des cellules du corps humain qui, pour la plupart, sont trois à quatre fois plus petites. Sa taille démesurée témoigne d'une accumulation importante de réserves destinées à assurer la nutrition de l'embryon pendant les premiers jours après la fécondation. Ensuite, l'embryon sera capable de subvenir à ses propres besoins en fabriquant les protéines indispensables à son développement.

Comme toutes les cellules, l'ovocyte comporte un noyau et un cytoplasme limité par une membrane. Mais, à la différence des autres cellules, l'ovocyte est protégé de l'environnement extérieur par une enveloppe épaisse, la zone pellucide. L'ensemble est expulsé de l'ovaire au milieu d'un nuage compact de petites cellules baptisé cumulus.
Au moment de l'ovulation, l'ovocyte libéré possède, sous la zone pellucide, une petite vésicule appelée globule polaire qui héberge la moitié de ses chromosomes. Pendant sa formation dans l'ovaire, à l'image du spermatozoïde, l'ovocyte a été contraint de s'en séparer pour être prêt à accueillir les chromosomes du spermatozoïde. Cet ovocyte avec son globule polaire est considéré comme mature et fécondable. Lorsque les ovaires ne fonctionnent pas correctement, l'ovocyte ne parvient pas toujours à éliminer la moitié de ses chromosomes. Dans ce cas, il ne possède pas de globule polaire. Il est dit immature et ne peut pas être fécondé.

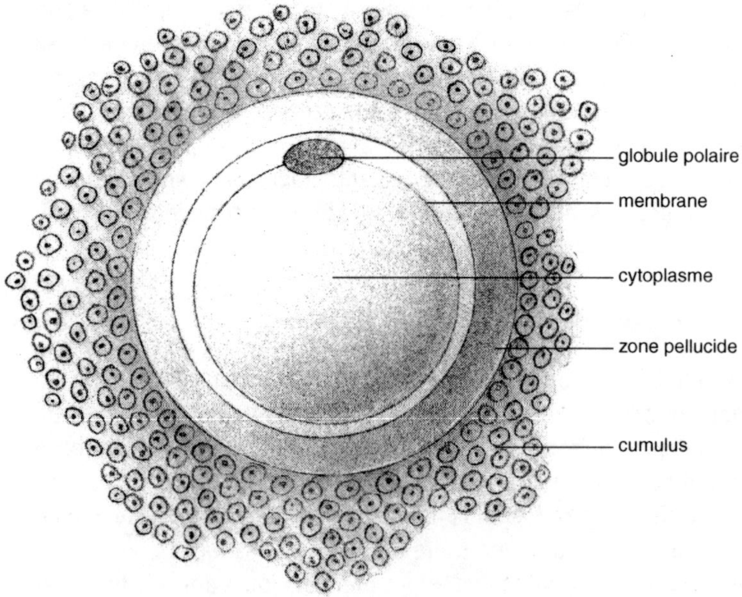

Figure 6
L'ovocyte

Malgré son volume impressionnant, l'ovocyte mature survit rarement plus de 10 heures après l'ovulation. En fixant ainsi l'heure du rendez-vous pour la fécondation, l'ovocyte impose aux spermatozoïdes un chronométrage très précis pour leur arrivée dans la trompe. Après le rapport sexuel, les spermatozoïdes libérés dans les voies génitales féminines conservent leur pouvoir fécondant pendant plus de 48 heures. Cette précieuse faculté leur permet très souvent d'attendre l'arrivée de l'ovocyte dans la trompe pour réaliser la fécondation. En revanche, si les spermatozoïdes ne sont pas là au bon moment, l'ovocyte ne pourra pas patienter très longtemps. Les 48 heures précédant l'ovulation représentent donc la période la plus favorable pour avoir un rapport fécondant.

La fécondation et les premières étapes de la vie de l'embryon

La fécondation est le résultat de la rencontre d'un spermatozoïde et d'un ovocyte qui, en fusionnant, donnent naissance à un embryon. Après l'ovulation, l'ovocyte, capté par le pavillon de la trompe, rejoint facilement l'ampoule tubaire toute proche. En revanche, le parcours des spermatozoïdes jusqu'au lieu de rendez-vous est une véritable course d'obstacles.

Le voyage des spermatozoïdes

Au cours du rapport sexuel, l'éjaculation dans la cavité vaginale de quelques millilitres de sperme libère plusieurs centaines de millions de spermatozoïdes. Pour les cellules masculines, cet événement constitue le point de départ d'un voyage qui amènera un petit nombre d'entre eux à l'extrémité de la trompe, au voisinage de l'ovocyte. Au cours de leur long et difficile périple dans les voies génitales féminines, les spermatozoïdes qui réussissent à survivre se préparent à rencontrer l'ovocyte. Dans l'utérus puis dans les trompes, les sécrétions féminines leur donnent la capacité de féconder l'ovocyte.

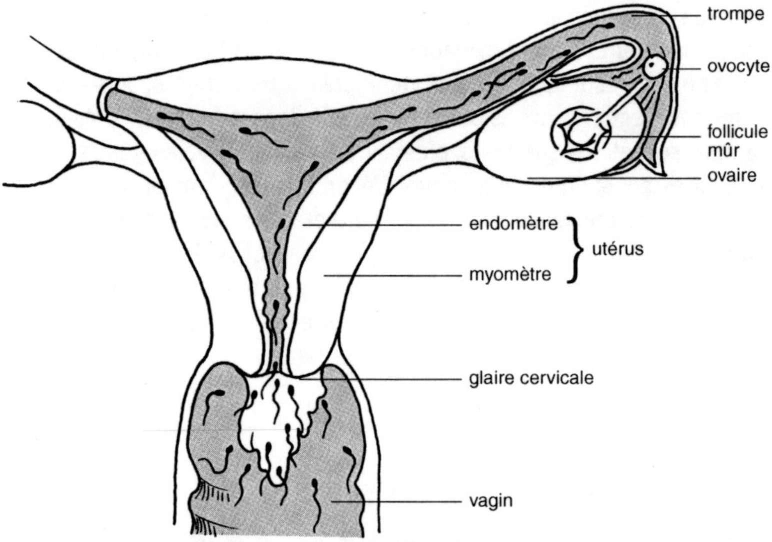

Figure 7
Le voyage des spermatozoïdes dans l'appareil génital féminin

Le col de l'utérus représente la porte d'entrée de l'utérus. En dehors de la période de l'ovulation, ce petit tunnel est occupé par du mucus, encore appelé glaire cervicale, dont la structure, telle un filet à mailles serrées, freine le passage des spermatozoïdes. En revanche, au moment de l'ovulation, sous l'action des œstrogènes, les mailles de ce filet se relâchent, le mucus est abondant, fluide et s'écoule dans le vagin. Ces conditions sont favorables au passage des spermatozoïdes mobiles du vagin vers l'utérus.
Au moment de l'éjaculation dans le vagin, les millions de spermatozoïdes libérés sont en suspension dans le liquide séminal. En dépit de la protection assurée par ce liquide visqueux, l'acidité des sécrétions vaginales condamne les spermatozoïdes à brève échéance. Seuls les spermatozoïdes mobiles capables de se réfugier dans la glaire cervicale pourront survivre, les autres seront détruits ou s'écouleront à l'extérieur avec le liquide séminal.
Pour traverser la glaire et pénétrer ainsi dans l'utérus, les spermatozoïdes rescapés doivent être mobiles et capables de se faufiler dans

cet étroit labyrinthe. Les spermatozoïdes présentant des formes anormales ou peu mobiles restent prisonniers des mailles du filet et, finalement, moins de 2 % des spermatozoïdes déposés dans le vagin parviennent dans l'utérus.
Dans cette étroite cavité, la progression des spermatozoïdes est favorisée par des sécrétions riches en sucres indispensables à leur survie et à leur mouvement. Cependant, les nombreux globules blancs chargés de protéger la cavité utérine détruisent la plupart des cellules masculines et seulement quelques milliers d'entre elles réussissent à gagner l'entrée des trompes, au fond de l'utérus. De là, les spermatozoïdes rejoignent, par petits groupes, l'ampoule de la trompe. Finalement, dans cette région de la trompe voisine de l'ovaire, l'ovocyte est rarement entouré de plus d'un millier de spermatozoïdes. Ainsi, sur les millions de candidats présents au départ, seulement quelques centaines, sortis indemnes de leur périlleux voyage dans les voies génitales féminines, pourront prétendre à féconder l'ovocyte.

La rencontre des spermatozoïdes et de l'ovocyte

Pour les spermatozoïdes parvenus dans l'ampoule de la trompe, le cumulus, énorme nuage de milliers de petites cellules autour de l'ovocyte, représente un obstacle supplémentaire à franchir. Grâce aux battements vigoureux de leur flagelle, les premiers arrivés se faufilent à l'intérieur en dégradant partiellement l'imposant nuage de cellules.
L'ovocyte devenu accessible, quelques dizaines de spermatozoïdes arrivent au contact de la zone pellucide. Cette épaisse enveloppe, ultime rempart avant la fécondation, est recouverte de sites spécifiques qui, à l'image de serrures microscopiques, attendent la « clé » complémentaire fixée sur la tête de chaque spermatozoïde. Plusieurs candidats à la fécondation peuvent s'accrocher à la zone pellucide, mais un seul pourra se glisser à l'intérieur de l'ovocyte en ouvrant une brèche dans l'épaisse enveloppe.
Son arrivée au sein de la cellule féminine déclenche immédiatement une réaction chimique qui modifie la composition de la zone pellucide et empêche l'entrée d'un autre spermatozoïde. Tout se passe comme si toutes les « serrures » devenaient brutalement

inutilisables, condamnant l'entrée de l'ovocyte. Ce mécanisme de régulation est important, car la fécondation d'un ovocyte par plusieurs spermatozoïdes fournirait un nombre trop élevé de chromosomes masculins et aboutirait à la formation d'un embryon anormal. Lorsque ce système de sécurité ne fonctionne pas correctement, d'autres mécanismes peuvent prendre le relais pour empêcher le développement de ces embryons anormaux.

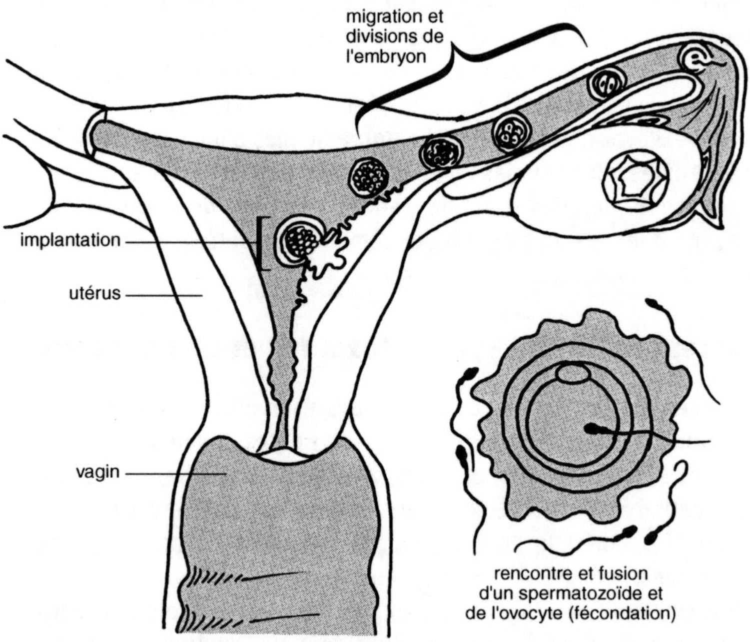

Figure 8

La rencontre des spermatozoïdes et de l'ovocyte et les premiers jours de la vie de l'embryon

Lorsque le spermatozoïde s'est littéralement englouti dans l'ovocyte, son noyau gonfle et se transforme en pronucleus mâle. Pendant ce temps, le noyau de l'ovocyte subit un sort identique et devient le pronucleus femelle. En se rapprochant, puis finalement en fusionnant, les deux noyaux réalisent le mélange des chromosomes masculins et féminins. La fécondation est terminée, le zygote (nom savant de l'ovocyte fécondé) est né. Cette nouvelle cellule, issue de la fusion de l'ovocyte et du spermatozoïde, possède dans son noyau un patrimoine génétique original et unique, fruit de l'association des chromosomes de l'homme et de la femme.

À l'exception des spermatozoïdes et des ovocytes, toutes les cellules de l'organisme qui ont un noyau possèdent 46 chromosomes. Dans chaque cellule, il existe 22 paires de chromosomes responsables des caractères somatiques (couleur des yeux, couleur des cheveux, taille...) et une paire de chromosomes sexuels responsables du sexe génétique de l'individu. Les 2 chromosomes sexuels de la femme sont identiques et sont désignés par la lettre X. En revanche, les chromosomes sexuels de l'homme sont différents et sont appelés X et Y. D'une manière un peu arithmétique, la formule chromosomique de la femme s'écrit : 46,XX (23 paires de chromosomes dont une paire XX de chromosomes sexuels) et celle de l'homme : 46,XY (23 paires de chromosomes dont une paire XY de chromosomes sexuels).

Chacune de nos cellules possède donc 23 paires de chromosomes et, dans chaque paire, un chromosome vient du père et l'autre vient de la mère.

À la différence de toutes les autres cellules, les cellules reproductrices, spermatozoïdes et ovocytes, ne possèdent pas 46 chromosomes mais seulement la moitié, soit 23 chromosomes : 22 chromosomes responsables des caractères somatiques et un chromosome sexuel X ou Y. Dans les testicules et dans les ovaires, au cours de leur formation, les cellules reproductrices ont abandonné la moitié de leurs chromosomes. Les ovocytes formés portent tous le chromosome X alors que les spermatozoïdes seront porteurs soit d'un chromosome X soit d'un chromosome Y.

C'est le spermatozoïde fécondant qui détermine le sexe de l'embryon et donc du futur bébé : s'il est porteur du chromosome sexuel X, il y a conception d'une petite fille (chromosome X de la mère et chromosome X du père) ; au contraire, si le spermatozoïde fécondant porte le chromosome sexuel Y, ce sera un petit garçon (chromosome X de la mère et chromosome Y du père). Les testicules produisent autant de spermatozoïdes « X » que de spermatozoïdes « Y » : les chances d'obtenir un embryon « fille » ou un embryon « garçon » sont donc équivalentes.

Quelques heures après la fécondation, l'ovocyte fécondé se divise en deux cellules identiques. Pour les biologistes, il change de nom et devient un embryon. Grâce aux contractions de la trompe et aux mouvements des cils microscopiques qui tapissent l'intérieur de ce fin conduit, le jeune embryon quitte l'ampoule pour se diriger vers la cavité utérine. Au cours d'une migration de quelques jours, il va poursuivre son développement au rythme d'environ une division toutes les 12 heures, passant par un stade à 4, puis 8, 16... cellules. Finalement, environ 4 jours après la fécondation, l'embryon arrive dans l'utérus sous la forme d'une petite mûre constituée d'une trentaine de cellules identiques. À ce stade, si l'embryon se divise spontanément en 2, chaque moitié peut évoluer séparément et s'implanter dans l'utérus. Il s'agit alors d'une grossesse gémellaire et les enfants sont de vrais jumeaux. Ils ont les mêmes chromosomes, ils sont donc toujours du même sexe et présentent naturellement une ressemblance frappante.

Dans la cavité utérine, bercé au gré des courants liquidiens, l'embryon poursuit son développement. Progressivement, les cellules s'organisent en 2 groupes distincts. Les cellules localisées à la périphérie s'aplatissent et évolueront pour former le placenta. Les autres cellules regroupées en une masse compacte, appelée bouton embryonnaire, forment l'ébauche du futur fœtus.

À ce stade de son développement, l'embryon est appelé blastocyste. Il est toujours entouré de la zone pellucide et sa taille n'a pas augmenté (environ un dixième de millimètre) : en se multipliant, les cellules de l'embryon ont donc réduit leur taille pour rester à l'abri de la zone pellucide.

À partir du stade blastocyste, l'embryon commence à grossir et s'extrait finalement de son enveloppe protectrice : c'est l'éclosion du blastocyste. Si les conditions sont favorables (qualité de la muqueuse, hormones, sécrétions utérines...), il peut alors s'accrocher à l'endomètre et s'y enfouir : c'est l'implantation encore appelée nidation. En poursuivant sa progression à l'intérieur de la paroi de l'utérus, l'embryon continue sa croissance d'abord grâce à ses propres réserves, puis rapidement en puisant les éléments nutritifs dans la circulation maternelle.

À ce stade, l'ébauche du placenta commence à produire l'hormone chorionique gonadotrophique (hCG). La présence de cette substance dans le sang ou dans les urines est utilisée pour poser le diagnostic de grossesse. Les tests de grossesse vendus en pharmacie décèlent dans l'urine la présence d'une forme de cette hormone : la forme βhCG. Cependant, la fiabilité de ces tests n'est pas absolue et les médecins leur préfèrent les dosages sanguins de βhCG, beaucoup plus sûrs.

Depuis l'entrée des spermatozoïdes dans les voies génitales féminines jusqu'à l'implantation d'un embryon, toutes les étapes qui conduisent à la grossesse sont complexes et se succèdent dans un ordre d'une extraordinaire précision. Chaque étape conditionne la suivante et le plus petit incident compromet de façon irrémédiable les chances de grossesse.

2
Fertilité et infertilité

Si facilement pour les uns, si difficilement pour les autres, nous n'avons pas tous les mêmes chances d'avoir un enfant. Les mots fertilité, fécondité, stérilité, infertilité, souvent mal utilisés pour décrire les situations rencontrées, méritent d'être définis avec précision.

La fécondité est une notion concrète, un état de fait : un couple fécond a au moins un enfant. Au contraire, l'infécondité est le fait de ne pas avoir procréé : un couple infécond n'a pas d'enfant.

La fertilité est une notion plus abstraite, c'est l'aptitude à concevoir : un couple fertile est capable d'avoir un enfant. La stérilité est le contraire de la fertilité : un couple qui ne peut pas procréer est un couple stérile. Mais la réalité est encore plus nuancée et il convient de distinguer la stérilité, c'est-à-dire l'impossibilité absolue de concevoir, de l'infertilité qui est la difficulté à concevoir.

Un couple fertile peut choisir d'être infécond en utilisant une méthode contraceptive. Cette infécondité décidée peut être limitée dans le temps. L'infécondité involontaire touche les couples dont la fertilité est diminuée et qui, malgré leur désir, n'ont pas d'enfant.

À côté des situations rares où il convient réellement de parler de stérilité masculine (absence totale de spermatozoïdes) ou féminine (absence d'ovaires ou d'utérus), chaque partenaire d'un couple infertile possède, malgré les difficultés rencontrées, une fertilité relative. Mais l'addition de deux fertilités modestes est souvent insuffisante pour aboutir à la grossesse.

Pour un couple de moins de 30 ans fertile, c'est-à-dire sans problème particulier, les chances de grossesse à chaque cycle menstruel sont d'environ 25 %. Ce chiffre modeste est celui de la fécondabilité et correspond à la probabilité moyenne pour un couple de concevoir à chaque cycle menstruel. Elle est propre au couple, dépendante de l'âge et peut varier de 60 % (couple hyperfertile) à 0 % (couple stérile). En théorie, il faudra donc 4 mois à un couple fertile ayant des rapports sexuels à la bonne période du cycle pour obtenir une grossesse. En poursuivant cette logique arithmétique, au bout d'un an, environ 80 % des couples avec une fécondabilité de 25 % auront débuté une grossesse et ils seront près de 90 % à avoir conçu après 18 mois.
Il faut donc se résoudre à ajouter une dimension statistique à la procréation humaine et admettre une part de chance dans la fertilité d'un couple.

La fertilité

Bien que tous les couples n'aient pas les mêmes chances d'avoir un enfant, plusieurs facteurs favorables doivent être réunis pour permettre la survenue d'une grossesse.
D'une manière sans doute trop théorique, les principaux facteurs de fertilité peuvent être résumés de la façon suivante :

Pour la femme
- une glaire cervicale de bonne qualité pour assurer la migration des spermatozoïdes ;
- des trompes perméables pour les spermatozoïdes, l'ovocyte et l'embryon ;
- des cycles ovulatoires libérant des ovocytes de bonne qualité ;
- un utérus réceptif permettant la nidation.

Pour l'homme
- un appareil génital capable de déposer le sperme dans le vagin ;
- un sperme contenant un nombre suffisant de spermatozoïdes mobiles.

Pour le couple

– des rapports sexuels suffisamment fréquents au bon moment du cycle pour optimiser les chances d'un rapport fécondant.

L'infertilité

Dans la plupart des pays industrialisés, environ 10 % des couples rencontreront, à un moment de leur vie, des difficultés pour avoir un enfant.

Pour autant, ces couples ne sont pas tous stériles, car près des deux tiers pourront concevoir soit spontanément après un certain délai, soit grâce à une prise en charge médicale plus ou moins lourde.

En France, chaque année, environ 60 000 nouveaux couples en âge de procréer consultent un médecin après 12 mois de rapports sexuels sans grossesse. Tous ces couples ne sont pas stériles et la plupart d'entre eux n'ont en réalité qu'une fécondabilité en dessous de la moyenne, imposant un délai plus important avant de pouvoir concevoir.

Selon l'Organisation mondiale de la santé, la question de l'infertilité d'un couple ne devrait se poser qu'après un délai de 18 mois à 2 ans sans conception. Cette recommandation générale doit cependant être adaptée à chaque couple. L'âge, les antécédents médicaux, le mode de vie, l'activité professionnelle de chacun des partenaires, aussi bien que l'histoire et le vécu du couple, sont autant d'éléments particuliers propres à ce couple. Il n'est certainement pas exagéré d'affirmer qu'en matière d'infertilité, malgré des similitudes apparentes, tous les couples sont différents.

Les facteurs de risques

Pour le couple

Les rapports sexuels sont nécessaires pour avoir des enfants ! Cette évidence est connue de tous et il n'existe pas de technique ou de position amoureuse particulières pour favoriser la grossesse. Il est inutile, par exemple, pour la femme de rester allongée après le rapport sexuel pour faciliter l'entrée des spermatozoïdes dans l'utérus. Par contre, de nombreuses études ont clairement établi une relation entre la fréquence des rapports sexuels et les chances de grossesse : plus les rapports sont fréquents et plus ces chances sont importantes. La période du cycle la plus favorable pour avoir des rapports fécondants est également très importante. Elle se situe pendant les 2 jours précédant l'ovulation, c'est-à-dire environ entre le 12e et le 14e jour d'un cycle théorique de 28 jours.

Ces recommandations techniques ne doivent certainement pas être appliquées à la lettre. Une sexualité uniquement rythmée par le calendrier et venant se substituer à la spontanéité de la relation amoureuse aurait des conséquences désastreuses sur la vie du couple. Cependant, des rapports, même fréquents, à une période peu propice du cycle constituent un facteur de risque d'infertilité qui ne doit pas être négligé.

L'âge des deux partenaires est un élément capital. Chez l'homme comme chez la femme, la fécondabilité la plus importante se situe autour de 25 ans. Elle diminue ensuite pour les deux sexes, mais de façon plus rapide et plus importante chez la femme pour devenir quasi nulle après 45 ans. Chez l'homme, la diminution du nombre de spermatozoïdes ne serait significative qu'après 55 ans, entraînant alors une diminution de la fertilité.

Pour la femme

L'infection génitale est le principal facteur de risque d'infertilité féminine. Parmi les maladies sexuellement transmissibles, la chlamydiose est la plus fréquente et probablement la plus contagieuse. Elle a pour origine une bactérie appelée *Chlamydia trachomatis* qui

se transmet au cours d'un rapport sexuel et se multiplie ensuite dans l'appareil génital. Sans traitement antibiotique adapté, ces bactéries peuvent causer l'inflammation de l'utérus (endométrite) et des trompes (salpingite). Malgré une tendance à la diminution du nombre de cas de chlamydioses observés en France, la fréquence des salpingites (plus de 200 000 nouveaux cas par an) est à l'origine d'un grand nombre de stérilités tubaires.
Les antécédents chirurgicaux gynécologiques sont également un facteur de risque d'infertilité chez la femme dans la mesure où toute intervention chirurgicale peut avoir des conséquences sur l'organisation ou sur le fonctionnement de l'appareil génital.
Les méfaits du tabac, notamment sur la fertilité féminine, sont connus depuis de nombreuses années. Le délai d'obtention de la grossesse est plus important chez les fumeuses et augmente avec la consommation tabagique. Les femmes qui fument plus de 20 cigarettes par jour ont environ 20 % moins de chances d'être enceintes que les non-fumeuses. Cette baisse de la fécondité est liée à l'action directe du tabac sur l'appareil génital féminin. La nicotine, mais également d'autres produits tel que le monoxyde de carbone, entraînent un risque accru d'infection des trompes qui deviennent notamment plus sensibles aux chlamydiae, une altération de la qualité de l'endomètre avec une diminution des chances d'implantation embryonnaire et une augmentation du risque de fausse couche spontanée.
La consommation d'alcool souvent associée au tabagisme a aussi un impact sur la fertilité des femmes. Une étude européenne menée auprès de plus de 4 000 couples a montré une relation de cause à effet entre l'alcool et le délai d'attente de la grossesse pour les femmes consommant plus de 8 verres d'alcool par semaine. Une autre étude réalisée au Danemark révèle une diminution de la fécondabilité pour une consommation de 5 verres par semaine, quel que soit le type d'alcool consommé. Bien que le seuil de risque soit difficile à fixer, et sans connaissance complète du mécanisme d'action de l'alcool sur la fertilité féminine, il semble malgré tout raisonnable d'inciter les femmes à diminuer leur consommation d'alcool pour augmenter leur chances de grossesse.
Le poids corporel influence la fertilité féminine. Des déséquilibres alimentaires majeurs entraînant une obésité ou, au contraire, une

maigreur excessive sont des facteurs de risques d'infertilité importants. L'obésité, par exemple, est souvent à l'origine de troubles de l'ovulation parfois associés à des douleurs en milieu de cycle. À l'opposé, une diminution excessive de l'apport de graisses ou de sucres peut entraîner des troubles de l'ovulation et perturber la fertilité. Au cours d'un colloque intitulé « Femmes et nutrition » organisé à Paris en octobre 2000, le Professeur Jacques Bringer, chef du service d'endocrinologie au CHU de Montpellier, a voulu mettre en garde les femmes contre ces déséquilibres alimentaires : « En s'imposant inutilement des restrictions alimentaires, les femmes perturbent leur cycle menstruel et risquent de voir leur fertilité diminuer. » Il a notamment rappelé que « le poids, la manière de se nourrir et les rythmes alimentaires conditionnent en grande partie les régulations hormonales ovariennes. Et à vouloir rester en permanence en dessous de leur poids physiologique, les jeunes femmes peuvent compromettre leurs chances d'avoir un bébé ».

Pour l'homme

Comme pour la femme, de nombreux facteurs médicaux, infectieux et environnementaux peuvent perturber la fertilité masculine.
Des antécédents traumatiques (torsion du testicule, par exemple) ou chirurgicaux pendant la petite enfance (cure de hernie inguinale ou de cryptorchidie) peuvent, à des degrés variables, avoir des conséquences sur la fertilité. Au cours du traitement d'une maladie cancéreuse, le recours à la chimiothérapie ou à la radiothérapie a pu également modifier le fonctionnement de l'appareil génital.
Certains médicaments utilisés pour traiter les ulcères gastro-duodénaux (cimétidine) ou l'hypertension artérielle (bêtabloquants) peuvent altérer la qualité du sperme et diminuer la libido. Ces effets secondaires ne sont heureusement pas systématiques et ne concernent pas tous les patients traités.
Les antécédents de maladies sexuellement transmissibles augmentent, d'une manière générale, le risque d'infertilité. Dans le cas précis de l'infection à *Chlamydia*, la contamination de l'homme expose sa partenaire au risque de chlamydiose et constitue donc un facteur de risque important pour le couple.
La profession exercée ou le mode de vie peuvent aussi affecter la

capacité de l'homme à concevoir. Pour remplir leur mission et produire les spermatozoïdes, les testicules ont besoin de « fraîcheur » ! Chez l'homme, la température testiculaire idéale est inférieure de 2 à 4 °C à la température du reste du corps. Une augmentation importante et prolongée de la température des testicules entraînera une altération de la spermatogénèse. Dans certaines professions, l'homme est exposé à de fortes sources de chaleur. C'est le cas, notamment, des fondeurs, des soudeurs, des verriers et, même, des cuisiniers ou des boulangers. Malgré l'amélioration des conditions de travail, ces différents métiers font courir des risques aux spermatozoïdes. Dans les fonderies ou dans les cuisines, l'exposition des testicules à la chaleur est directe et facile à envisager. De façon plus surprenante, d'autres activités professionnelles sont également concernées par l'effet de la chaleur sur la fertilité. Il y a plus de 20 ans, une étude hongroise rapportait une proportion plus importante d'hommes infertiles chez les chauffeurs routiers. L'augmentation de température des testicules provoquée par une position assise prolongée avait été évoquée pour expliquer cette infertilité. Cette hypothèse a depuis été confirmée, notamment par des chercheurs de l'Université de Rome. Selon les résultats publiés en 1996 par cette équipe italienne, les chauffeurs de taxi romains présentent plus d'anomalies du sperme et ont plus de mal à avoir des enfants que les hommes du groupe témoin cité dans l'étude.

Des chercheurs néerlandais et norvégiens ont évalué les effets du mode de vie ou de l'habillement sur la température des testicules. Les résultats des études menées ces dernières années sont assez contradictoires. Pour les uns, il faut éviter de porter des sous-vêtements serrés et ne pas abuser des bains trop chauds alors que, pour les autres, aucun de ces éléments ne constitue un facteur de risque d'infertilité masculine. La question reste donc posée et d'autres études seront sans doute nécessaires pour évaluer le véritable impact de la vie quotidienne sur notre aptitude à nous reproduire.

Un autre débat sur la fertilité masculine, plus large celui-là, avait été ouvert il y a dix ans lors d'un colloque organisé par l'Organisation mondiale de la santé. Une équipe de chercheurs danois avait, à l'époque, fait sensation en rapportant les résultats de ses travaux : le sperme des années 1990 contient deux fois moins de spermatozoïdes que celui des années 1940 ! Cette annonce jugée trop alarmiste a été l'objet de nombreuses controverses. Il est vrai que le nombre de pères n'ayant pas été réduit de moitié, le sperme, même de qualité plus modeste, reste encore capable aujourd'hui d'assurer la reproduction de l'espèce. Cependant, si un tel déclin de la qualité du sperme devait se poursuivre dans le futur, la fertilité masculine pourrait, à terme, être sérieusement menacée. Comment expliquer un tel déclin ? L'environnement, le mode de vie ont changé de façon radicale depuis la dernière guerre. Parmi tous les facteurs modernes susceptibles d'altérer la fertilité, les produits chimiques arrivent largement en tête. Dans les années 1960, environ 200 000 substances chimiques étaient recensées, on en compte aujourd'hui près de 20 millions utilisées dans la vie de tous les jours. Tous ces produits ne mettent heureusement pas en péril l'espèce humaine et la plupart sont inoffensifs. Cependant, un programme d'études européen évalue actuellement les effets de plus de 1 500 produits sur la santé et, en particulier, sur la fertilité.

Dans l'industrie, l'exposition aux solvants, détergents, émulsifiants ou encore plastifiants constitue un réel facteur de risque. L'exemple le plus célèbre est celui des éthers de glycol. Ces produits sont utilisés dans les imprimeries, les entreprises de peintures, l'industrie automobile et dans l'électronique. Ils entrent dans la fabrication de peintures ou de colles et se sont substitués à d'autres solvants jugés trop nocifs et inflammables. L'exposition professionnelle à ces substances peut se traduire par une diminution du nombre de spermatozoïdes dans le sperme et représente un véritable problème de santé publique. Les plus toxiques d'entre eux sont interdits pour l'usage domestique depuis 1996, mais, dans l'industrie, près d'un million de personnes seraient encore exposées aux éthers de glycol.

Les effets de ces substances chez la femme sont moins clairement démontrés. Toutefois, des anomalies du cycle menstruel ont été signalées chez des femmes travaillant dans les secteurs les plus exposés aux éthers de glycol tels que la fabrication de composants électroniques.

L'agriculture n'est pas épargnée avec l'utilisation massive de pesticides, herbicides et autres insecticides. Les altérations du sperme observées chez les agriculteurs exposés restent cependant modérées et n'ont pas, le plus souvent, de caractère de gravité. Le cas le plus connu et sans doute le plus dramatique est celui de l'exposition au dibromochloropropane (DBCP). Ce produit destiné à éliminer les parasites des végétaux est responsable d'altérations graves de la qualité du sperme. Surtout utilisé aux États-Unis dans les plantations d'agrumes, le DBCP y a été interdit en 1979. Mais, en 1984, au Costa Rica et au Honduras, les compagnies américaines ne respectaient pas la réglementation et près de 5 000 ouvriers de bananeraies, exposés à ce pesticide, sont devenus stériles.

Chez l'homme, comme chez la femme, la consommation de tabac et d'alcool a des effets néfastes sur la santé. Mais les conséquences directes du tabac sur la fertilité masculine sont plus difficiles à prouver, car les nombreux travaux scientifiques réalisés sur le sujet sont assez contradictoires. Les études les plus probantes ont évalué les effets directs de la nicotine sur les spermatozoïdes et mis en évidence une relation entre nicotine et mobilité des spermatozoïdes : plus la quantité de nicotine augmente, plus le mouvement des spermatozoïdes est diminué.

La consommation excessive d'alcool, souvent associée au tabagisme, réduit le niveau de testostérone dans le sang et diminue la production des spermatozoïdes. De plus, son impact sur la circulation sanguine peut endommager les fonctions érectiles, cette altération de l'érection pouvant aller, dans les cas extrêmes, jusqu'à l'impuissance.

Enfin, même s'il ne s'agit pas à proprement parler d'un facteur de risque, il faut rappeler la probable variation saisonnière de la qualité du sperme. En automne, le sperme contiendrait moins de spermatozoïdes, mais ils seraient plus mobiles. Au printemps, c'est le contraire : les spermatozoïdes seraient plus nombreux, mais malheureusement plus paresseux.

3
La prise en charge du couple infertile

La première consultation

Pour cette première consultation, la présence des deux partenaires est évidemment importante. Bien que l'infertilité ne soit pas une maladie, au sens premier du mot, les médecins mesurent parfaitement le désarroi des couples confrontés à cette situation. Cette première rencontre est un moment fort où l'homme et la femme expriment souvent, de façon parfois désordonnée, leurs doutes, leurs craintes, leurs angoisses vis-à-vis du désir d'enfant non satisfait. Au cours de l'entretien, une relation de confiance doit s'établir avec le médecin : elle est déterminante pour supporter l'intrusion de la médecine dans l'intimité du couple.

Avant toute médicalisation, le médecin cherche à déterminer s'il peut exister un remède « simple » à l'infertilité rapportée par le couple. L'idée n'est certainement pas de minorer la difficulté exprimée, mais bien d'y apporter une réponse adaptée. Les couples sont parfois déroutés par les questions posées, apparemment étrangères aux problèmes rencontrés. Quelles sont vos professions ? Quels sont vos horaires de travail ? Y a-t-il, dans votre famille proche, des couples confrontés au même problème ? Autant de questions utiles pour mieux connaître le couple et dépister ainsi d'éventuels facteurs de risque d'infertilité. Avec les éléments du dossier médical de chaque partenaire, le médecin pourra établir les chances moyennes de grossesse du couple au moment de cette consultation.

Il aura également l'occasion de rappeler des notions dont l'importance est parfois négligée : la fréquence des rapports et leur moment par rapport à l'ovulation ont une influence déterminante sur les chances de grossesse.
Si, pour des raisons professionnelles, l'un des conjoints est éloigné du domicile conjugal pendant toute la semaine, les rapports sexuels pendant le week-end, même intenses, peuvent ne pas se produire pendant la période la plus favorable du cycle. Ces situations assez fréquentes peuvent être à l'origine d'une infertilité qui ne relève pas obligatoirement de la médecine, car les périodes de congés sont le plus souvent propices au démarrage d'une grossesse.
L'impatience de certains couples à vouloir un enfant peut aussi amener le médecin à rappeler la modestie des performances de la nature. À chaque cycle exposé à la grossesse, c'est-à-dire sans contraception, nous n'avons en moyenne qu'une chance sur quatre de débuter une grossesse. Il faudra donc rassurer ce jeune couple fraîchement marié venu consulter après seulement cinq mois de tentatives infructueuses. Si l'attente de la grossesse est frustrante et difficile à accepter pour beaucoup de jeunes couples, le rôle du médecin est, là, primordial pour rappeler, même lorsque tout va bien, l'inégalité de nos chances face à la grossesse.
Des difficultés sexuelles importantes sont parfois à l'origine de l'absence de grossesse. L'absence d'érection, l'éjaculation prématurée, des rapports douloureux peuvent expliquer l'infertilité et nécessitent une prise en charge psychologique spécifique.
D'une façon générale et malgré le caractère unique de chaque couple, l'infertilité ne sera envisagée qu'après 24 mois de rapports sexuels sans contraception pour un couple de moins de 30 ans et après 12 à 18 mois pour un couple de plus de 30 ans. Cependant, si l'examen médical de l'un des deux partenaires révèle une anomalie, le délai théorique des 24 mois n'a évidemment plus aucun sens et des examens plus approfondis sont alors entrepris.
Lorsqu'il ne semble pas exister de remède « simple » à l'infertilité du couple et en l'absence de difficultés sexuelles, la consultation se poursuit par « l'interrogatoire » de chaque conjoint. Ce terme, un peu brutal, ne doit pas effrayer. Le médecin l'emploie fréquemment pour désigner l'ensemble des questions qu'il pose à son patient.
Chaque consultation est unique parce que chaque couple est diffé-

rent. Cependant, chaque entretien, en plus des éléments médicaux classiques (âge, poids, taille, antécédents, traitements en cours, allergies…) s'articule autour d'un certain nombre de questions communes à tous les couples.

Les éléments féminins

Les principales étapes de la vie génitale sont précisées : l'âge des premières règles, la durée des cycles, leur régularité. Une contraception a-t-elle été utilisée ? Quand a-t-elle été interrompue ? Les antécédents médicaux sont également notés avec une attention particulière pour les maladies qui peuvent perturber le déroulement d'une grossesse (hypertension, diabète…). Des traitements médicamenteux sont-ils actuellement en cours ? Y a-t-il intoxication tabagique ? Combien de cigarettes par jour ? Parmi les antécédents chirurgicaux, toute intervention sur l'abdomen, même ancienne, doit être prise en compte. Malgré la fréquence et l'apparente banalité des appendicites, elles peuvent être compliquées d'une péritonite. Cette inflammation des parois de l'abdomen peut former des adhérences autour des ovaires et des trompes et empêcher leur fonctionnement normal.
Sur le plan gynécologique, des antécédents d'infection (salpingite, condylome) ou d'intervention chirurgicale (laparotomie, cœlioscopie) doivent être répertoriés. En cas de grossesse antérieure à la consultation, avec le conjoint ou avec un autre partenaire, il est important d'en connaître le déroulement et l'issue (accouchement, fausse couche, grossesse extra-utérine, IVG). La femme peut vivre difficilement ce moment de la consultation. Pour compléter le dossier médical de son couple, elle doit fournir des informations parfois ignorées de son conjoint. Une IVG, même ancienne, est un souvenir douloureux dont il est souvent difficile de parler dans un contexte d'infertilité.

Les éléments masculins

Comme pour la femme, la recherche d'éventuels antécédents médicaux ou chirurgicaux est nécessaire. Comment s'est passée la puberté ? Quelles ont été les maladies infantiles ? Y a-t-il eu des interventions chirurgicales ? Des traumatismes ? Il est important de

connaître les traitements médicaux en cours dans la mesure où certains médicaments peuvent perturber la production des spermatozoïdes ou l'érection. Comme pour la femme, la connaissance d'une exposition au tabac ou à l'alcool est importante. Quelle est la profession exercée ? Expose t-elle à des produits toxiques ou à des conditions extrêmes de température ?
Avez-vous déjà des enfants ? À quel âge les avez-vous eus ? Autant de questions qui, même formulées avec plus de tact, peuvent créer un trouble chez le patient déjà père, confronté avec sa partenaire à un problème d'infertilité. Les médecins comprennent la gêne occasionnée par certaines de leurs questions et admettent parfaitement que l'homme ou la femme ne puissent pas y répondre facilement. Cependant, ces informations sont importantes car elles orientent le diagnostic et déterminent la prescription d'éventuels examens complémentaires.
Pour compléter cet entretien, un examen clinique complet de chaque partenaire est nécessaire pour déceler d'éventuelles anomalies responsables des difficultés rencontrées. Il n'est pas obligatoirement réalisé au cours de la première consultation, car le médecin consulté bénéficie souvent du concours de confrères pour compléter le dossier médical de ses patients.

L'examen de la femme

Il s'agit d'une consultation gynécologique habituelle. L'examen de la pilosité, la palpation des seins, de la thyroïde peuvent fournir des signes évocateurs de troubles de l'ovulation ou de dérèglement hormonal. L'examen au spéculum et le toucher vaginal permettent de dépister d'éventuelles anomalies de l'appareil génital.

L'examen de l'homme

Probablement un peu moins long que l'examen de la femme, l'examen de l'appareil génital masculin est tout aussi indispensable. Le volume et la consistance des testicules sont des éléments importants d'orientation pour le diagnostic d'une infertilité masculine. Leur palpation fournit également des informations sur d'éventuelles anomalies des épididymes ou des canaux déférents.

Cependant, il est rare que le seul examen clinique de la femme ou de l'homme soit capable de retrouver une cause à l'infertilité et il est donc presque toujours suivi d'explorations complémentaires.

Le bilan d'infertilité

Pour toutes les disciplines médicales, la démarche qui conduit au diagnostic se fait pas à pas dans un ordre bien établi. Parmi tous les examens disponibles pour explorer la fertilité d'un couple, le médecin privilégie ceux qui sont immédiatement indispensables au diagnostic.

Les règles habituelles de déontologie médicale, renforcées par la loi de juillet 1994 dite loi de bioéthique, conduisent le médecin à expliquer au couple les examens envisagés. Les informations fournies doivent être suffisamment claires pour que le praticien puisse s'assurer du consentement de l'homme et de la femme aux investigations proposées et à leurs éventuelles conséquences thérapeutiques. Le désir d'enfant d'un couple ne saurait être celui d'une équipe médicale dont la mission est de proposer une réponse adaptée aux difficultés rencontrées.

Les explorations du bilan d'infertilité doivent permettre d'apporter une réponse à chacune des questions suivantes :

– quelle est la qualité du sperme ?
– quelle est la qualité de l'ovulation ?
– les voies génitales féminines sont-elles perméables ?

L'examen du sperme ou spermogramme

Les conditions du recueil de sperme

En l'absence d'anomalie évidente décelée lors de la première consultation, cet examen non douloureux doit être effectué avant ou en même temps que les investigations féminines. Il ne serait pas judicieux d'imposer à la femme un examen compliqué, sous anesthésie générale par exemple, avant de vérifier la présence de spermatozoïdes dans le sperme de son conjoint.

Le spermogramme est sans aucun doute l'examen le plus important dans l'évaluation de la fertilité masculine. Pour le patient, il s'agit souvent d'une épreuve pénible, car le sperme doit être recueilli au laboratoire par masturbation et le poids des tabous, les convictions religieuses sont parfois des obstacles difficiles à franchir.
L'objectif de l'examen est de rechercher d'éventuelles anomalies du sperme ou des spermatozoïdes pouvant expliquer l'infertilité du couple. Si, chez la femme, le cycle menstruel impose un calendrier pour la réalisation de certains examens, ce n'est pas le cas chez l'homme qui peut réaliser son spermogramme à tout moment, en respectant quelques recommandations. Il est en effet conseillé de prévoir une abstinence sexuelle (pas d'éjaculation) de 3 jours avant l'examen, car l'activité sexuelle intervient sur la qualité du sperme. Par contre, il est inutile de s'imposer une abstinence trop longue c'est-à-dire supérieure à une semaine : cette contrainte pourrait même fausser l'examen en modifiant artificiellement les paramètres du sperme. La température influençant la fabrication des spermatozoïdes, il faut signaler tout épisode de fièvre récent (moins de 3 mois) qui pourrait expliquer une altération du sperme. Enfin, il est conseillé d'uriner abondamment avant le prélèvement pour « laver » l'urètre et éliminer ainsi d'éventuels microbes qui perturberaient l'examen. Muni de tous ces conseils, il ne reste plus qu'à s'armer de courage ! Dans tous les laboratoires spécialisés réalisant des examens spermiologiques, une pièce est réservée au prélèvement de sperme. Ce local volontairement anonyme est le plus souvent de dimensions modestes et peu propice à une activité sexuelle en dépit des revues érotiques qui y sont parfois disponibles. Si le couple le souhaite, la femme peut naturellement accompagner son conjoint.
Dans l'immense majorité des cas, la détermination du couple à voir aboutir son désir d'enfant permet au conjoint de surmonter avec succès l'épreuve du spermogramme. Chaque année, environ 1 500 spermogrammes sont réalisés dans notre service. Les échecs de recueil sont très rares et, pour ces patients, une deuxième tentative réalisée quelques jours plus tard est le plus souvent couronnée de succès. Le personnel des laboratoires spécialisés en spermiologie comprend parfaitement la gêne et l'appréhension des patients et leur accueil souvent très chaleureux est là pour dédramatiser la situation.

Des recommandations pratiques pour le prélèvement sont souvent rappelées dans la pièce du laboratoire. Elles conditionnent la qualité du recueil et la fiabilité des résultats. Ainsi, après avoir uriné, il faut procéder à un lavage soigneux des mains et du gland avec une solution bactéricide, puis à un rinçage avec du sérum physiologique. Après l'éjaculation dans un réceptacle (flacon à ouverture évasée) à usage unique portant les coordonnées du patient (nom, prénom, date de naissance, numéro de dossier), le prélèvement est confié au biologiste.
Dans certaines situations très particulières, la réalisation du recueil de sperme au domicile peut être autorisée. Cependant, malgré le respect scrupuleux des conditions d'asepsie, le délai et les conditions d'acheminement du prélèvement au laboratoire compromettent très souvent la fiabilité des résultats du spermogramme, imposant souvent un nouveau recueil.

L'analyse du sperme

Cette analyse est principalement caractérisée par les paramètres suivants : volume de sperme émis, aspect (viscosité, couleur, odeur), nombre, mobilité et forme des spermatozoïdes.

Le volume

Il se situe habituellement entre 2 et 6 millilitres avec une moyenne voisine de 3 ml. Lorsque le volume est inférieur à 2 ml, il s'agit d'une hypospermie pouvant évoquer une éjaculation incomplète. Si la totalité du sperme n'a pas été recueillie dans le réceptacle, cet « incident technique » doit être signalé au biologiste. Des désordres neurologiques ou des séquelles d'intervention chirurgicale de la prostate, notamment, peuvent modifier le trajet du sperme dans les voies masculines et expliquer un petit volume de sperme, l'éjaculation se faisant simultanément dans la vessie (éjaculation rétrograde). La cause d'une hyperspermie (volume supérieur à 6 ml) est, le plus souvent, une abstinence prolongée, plus rarement une infection des glandes annexes (prostate ou vésicules séminales).

L'aspect

De couleur blanche, légèrement visqueux, le sperme a une odeur caractéristique. Exceptées certaines situations extrêmes comme la présence de sang qui donne au sperme une couleur foncée typique, l'examen de l'aspect du sperme est peu informatif.

Le nombre des spermatozoïdes dans l'éjaculat

Cette numération (ou concentration) est appréciée au microscope en comptant les spermatozoïdes dans une goutte de volume connu. Par une simple multiplication, la valeur obtenue est ensuite rapportée au millilitre. Selon les chiffres de l'Organisation mondiale de la santé, le nombre de spermatozoïdes émis à chaque éjaculation doit au moins être supérieur à 20 millions par millilitre de sperme.

La mobilité des spermatozoïdes

Elle constitue un autre paramètre important dans l'évaluation du sperme. En observant une petite goutte de sperme au microscope, les spermatozoïdes peuvent être grossièrement rangés en 3 groupes : les immobiles, les mobiles sur place et enfin les mobiles dits progressifs, car ils sont capables de progresser dans une direction. Dans les voies génitales féminines, ces spermatozoïdes sont les seuls capables de rejoindre l'ovocyte pour assurer la fécondation.
Une heure, puis quatre heures après le recueil, la proportion de spermatozoïdes mobiles dans l'éjaculat est évaluée. Il s'agit d'une analyse subjective et la qualité du résultat dépend naturellement de l'expérience du biologiste.
Pour tenter d'augmenter l'objectivité et la fiabilité de l'évaluation du mouvement des spermatozoïdes, il existe depuis plusieurs années des systèmes complexes associant microscope, caméra vidéo et ordinateur. Ces appareils fournissent un nombre impressionnant de paramètres et ils sont désormais utilisés en routine dans les laboratoires spécialisés.
Selon l'OMS, au moins 40 % des spermatozoïdes doivent être mobiles progressifs pour assurer au sperme un pouvoir fécondant satisfaisant.

La forme des spermatozoïdes

Elle est étudiée au cours d'un examen appelé spermocytogramme. À la différence des autres mammifères, les spermatozoïdes de l'homme présentent une forte proportion d'anomalies morphologiques. Les normes internationales admettent jusqu'à 70 % de formes anormales, encore appelées atypiques, dans un sperme fécondant.
Grâce à des classifications communes à tous les laboratoires, le biologiste répertorie les formes atypiques en différenciant les anomalies de la tête, de la pièce intermédiaire et du flagelle. Ainsi, la tête peut être trop grosse, trop petite, trop longue ou encore trop fine. La pièce intermédiaire peut présenter des irrégularités, séquelles d'une fabrication imparfaite du spermatozoïde. Quant au flagelle, il peut être court, enroulé, tordu ou même absent. Cet inventaire rapide des différentes anomalies possibles montre à quel point les spermatozoïdes peuvent présenter une grande diversité morphologique.

Les examens complémentaires du spermogramme

En plus du spermogramme, d'autres examens sont fréquemment demandés pour explorer le pouvoir fécondant du sperme et détecter d'éventuelles anomalies.

Le test de Hühner ou test post-coïtal (TPC)

Cet examen de laboratoire implique l'homme et la femme. Il fournit des informations précieuses sur le comportement des spermatozoïdes dans la glaire cervicale après un rapport sexuel. Il consiste à prélever un peu de mucus cervical au cours d'un examen gynécologique courant. Il s'agit d'un examen non douloureux réalisé dans le cabinet de consultation.
Le test de Hühner doit être effectué en période pré-ovulatoire, c'est-à-dire un jour ou deux avant la date prévue de l'ovulation. Pour déterminer précisément cette période, une courbe de température ou des dosages hormonaux s'avèrent nécessaires, associés ou non à un traitement médicamenteux pour stimuler l'ovulation. Après une période d'abstinence de 3 jours, le couple doit avoir un rapport sexuel 6 à 12 heures avant l'examen gynécologique.

Pour ne pas perturber les résultats de l'examen de la glaire cervicale, ce rapport ne doit pas être suivi d'une toilette vaginale. Par contre, la toilette habituelle ne pose naturellement aucun problème. L'équipe médicale mesure parfaitement la contrainte d'une telle programmation de la sexualité et comprend les difficultés rencontrées par les couples.
Dès que le prélèvement de glaire est réalisé, il est examiné au microscope. Les paramètres étudiés sont les suivants : qualité de la glaire (abondance, transparence, viscosité) et nombre de spermatozoïdes mobiles. Le test est considéré comme positif si la glaire est abondante, transparente et si les spermatozoïdes observés sont nombreux et mobiles-progressifs. Un tel résultat est rassurant, car rien ne semble s'opposer à l'entrée des spermatozoïdes dans l'utérus. À l'inverse, le test est jugé négatif si, malgré une glaire de bonne qualité, les spermatozoïdes sont absents ou immobiles. Lorsqu'une glaire de mauvaise qualité peu favorable au déplacement des spermatozoïdes est à l'origine d'un test négatif, un nouvel examen peut être demandé au cours d'un cycle ultérieur.
L'interprétation du test post-coïtal est associée à la lecture des résultats du spermogramme. Des paramètres spermatiques satisfaisants associés à un test positif sont, par exemple, en faveur d'une infertilité d'origine féminine et peuvent imposer des explorations complémentaires.

La spermoculture

Cet examen du sperme est très souvent demandé en même temps que le spermogramme. La spermoculture est la recherche de bactéries dans le sperme. Leur présence est anormale et peut être à l'origine d'une infertilité. Lorsque des bactéries sont détectées, la spermoculture est dite positive et un traitement antibiotique peut être prescrit. Cependant, les germes retrouvés dans le sperme sont le plus souvent d'origine externe (contamination des mains par exemple) et sans caractère de gravité. Une désinfection plus rigoureuse des mains et du pénis avant le prélèvement permet, dans la plupart des cas, de retrouver une spermoculture négative lors d'un autre prélèvement.

Le test de capacitation-survie (ou de migration-survie)

Cet examen du sperme est également souvent associé au spermogramme. Il évalue le comportement des spermatozoïdes dans un liquide particulier appelé milieu de culture. Sa composition, très proche de celle des fluides présents dans les voies génitales féminines, assure la survie des cellules pendant leur séjour au laboratoire. En pratique, le biologiste reproduit au laboratoire les différentes situations rencontrées dans l'appareil génital féminin pour sélectionner et concentrer les spermatozoïdes les plus mobiles et les plus normaux, au moins en ce qui concerne leur forme. Pour parvenir à ce résultat, deux techniques différentes peuvent être utilisées : la méthode dite du « swim-up » et celle du gradient de densité.

La méthode du « swim-up »

Son principe est assez simple. Un tube contenant une petite partie de l'éjaculat est placé dans une centrifugeuse. Après quelques minutes, sous l'effet de la rotation, deux phases distinctes sont apparues dans le tube. Au dessus, le liquide séminal et, concentrés au fond du tube, les spermatozoïdes. À l'image de ce qui se passe dans le vagin, le liquide séminal est éliminé et seul le petit groupe de spermatozoïdes est conservé. L'étape suivante consiste à sélectionner, parmi toutes les cellules masculines, les plus mobiles et les plus « normales ». Quelques gouttes de milieu de culture sont déposées délicatement sur les spermatozoïdes rassemblés au fond du tube après la centrifugation. Cette situation offre aux spermatozoïdes mobiles la possibilité d'échapper au confinement et de nager dans le petit volume de liquide situé au dessus de leur tête (en anglais « swim-up » signifie littéralement « nager vers le haut »). Après trente minutes environ à 37 °C, le milieu de culture s'est ainsi enrichi en spermatozoïdes mobiles qui sont, *a priori*, les plus fécondants. Le nombre de spermatozoïdes sélectionnés, exprimé en millions par millilitre de milieu de culture, est appelé fraction de capacitation. Ce paramètre est important, car il fournit des éléments pronostics sur le pouvoir fécondant du sperme.
Longtemps utilisée pour sélectionner les spermatozoïdes, cette technique est aujourd'hui progressivement abandonnée.

La méthode du gradient de densité

C'est actuellement la méthode la plus utilisée. Le principe de cette technique repose sur une sélection des spermatozoïdes en fonction de leur densité. Dans un tube, un petit volume de l'éjaculat est déposé au dessus d'une solution visqueuse. Le tube est ensuite placé dans la centrifugeuse. Sous l'effet de la vitesse de rotation, les spermatozoïdes vont devoir traverser un véritable tamis liquide dont les mailles, compte tenu de la viscosité croissante, sont de plus en plus serrées. Selon leur densité respective, les différents éléments du sperme se répartissent dans les différentes couches du liquide. Le liquide séminal demeure au dessus de la couche visqueuse et les spermatozoïdes immobiles ou anormaux, de faible densité, restent prisonniers des couches supérieures. Seuls les spermatozoïdes normaux et mobiles, plus denses, atteignent le fond du tube. Après la centrifugation, ces spermatozoïdes sont lavés dans du milieu de culture et la fraction de capacitation est évaluée.
Quelle que soit la méthode choisie, le test de capacitation-survie constitue un véritable examen de passage pour les spermatozoïdes. Devant une altération des paramètres du sperme (nombre, mobilité ou forme), la valeur de la fraction de capacitation est déterminante pour l'orientation thérapeutique du couple.

Le caryotype

Pour déterminer le caryotype d'un patient, c'est-à-dire l'ensemble des caractéristiques de ses chromosomes, une simple prise de sang suffit. Des anomalies chromosomiques peuvent être à l'origine d'une diminution du nombre des spermatozoïdes, voire de l'absence complète de spermatogénèse. Dans le cas d'une altération sévère des paramètres du sperme, le caryotype du conjoint est donc systématiquement demandé pour dépister d'éventuelles anomalies génétiques et pour évaluer leur risque de transmission.

L'exploration de la fonction ovarienne

Alors qu'il est facile de pouvoir observer les spermatozoïdes et d'obtenir ainsi des informations sur le fonctionnement des testicules, l'examen de l'ovocyte protégé à l'intérieur de l'ovaire ou libéré dans la trompe après l'ovulation est impossible au cours du bilan d'infertilité. L'évaluation de la qualité de l'ovocyte est donc indirecte. Elle est envisagée grâce à l'exploration du fonctionnement des ovaires.

La courbe de température

Au cours du cycle menstruel, après l'ovulation, c'est-à-dire environ à la moitié du cycle, la température du corps augmente d'un demi-degré environ. La courbe de température au cours du cycle menstruel est donc constituée de deux plateaux, le second étant plus élevé que le premier.
Après l'ovulation, le follicule qui a libéré son ovocyte se transforme en corps jaune et commence à sécréter la progestérone. Cette hormone de la nidation et de la gestation est à l'origine de l'augmentation de température observée dans la seconde moitié du cycle menstruel.
Lorsque l'ovulation a eu lieu, la température du corps s'élève d'un demi-degré et cette augmentation se maintient jusqu'à la fin du cycle.
En surveillant quotidiennement la température, il est donc possible de situer le moment de l'ovulation. Bien qu'elle soit techniquement simple, cette surveillance renouvelée tous les jours est naturellement contraignante.
En pratique, dès le premier jour des règles, la température rectale doit être prise au réveil tous les matins, avant même de poser le pied par terre. Le même thermomètre doit être utilisé pour prendre la température qui, chaque jour, est reportée sur un graphique. En plaçant le thermomètre sur la table de chevet, ces strictes conditions de mesure sont probablement moins difficiles à respecter et le risque d'oubli est diminué !
Une grippe ou tout autre épisode infectieux modifient naturellement la température du corps pendant le cycle et peuvent fausser l'interprétation de la courbe. Il est donc important de noter sur le graphique tous les événements survenus au cours du cycle, y compris la prise de médicaments.
Lorsque les nouvelles règles arrivent, un nouveau graphique est commencé.
L'interprétation de la courbe de température doit fournir des informations sur la qualité de l'ovulation. En dehors de la grossesse qui constitue une situation particulière, il est possible de distinguer, très schématiquement, deux situations différentes :

1. La courbe de température est formée de deux plateaux. Pendant la première partie du cycle, soit environ une douzaine de jours, la température du corps se situe en dessous de 37 °C. Au milieu du cycle, elle monte rapidement au dessus de 37 °C et se maintient à ce niveau jusqu'aux derniers jours du cycle. À la fin du cycle, la température redescend avant l'arrivée des nouvelles règles. Cette courbe est le reflet d'un cycle ovulatoire tout à fait normal.

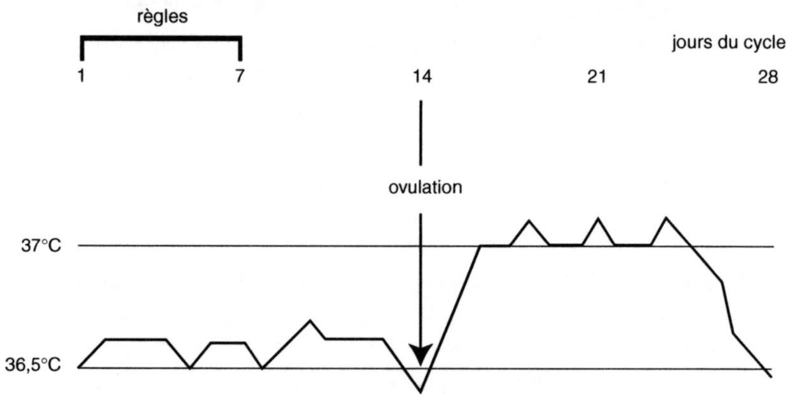

Figure 9a
Courbe ovulatoire

2. La courbe est plate, sans décalage de température. Selon toute vraisemblance, l'ovulation n'a pas eu lieu. Le cycle est alors dit anovulatoire.

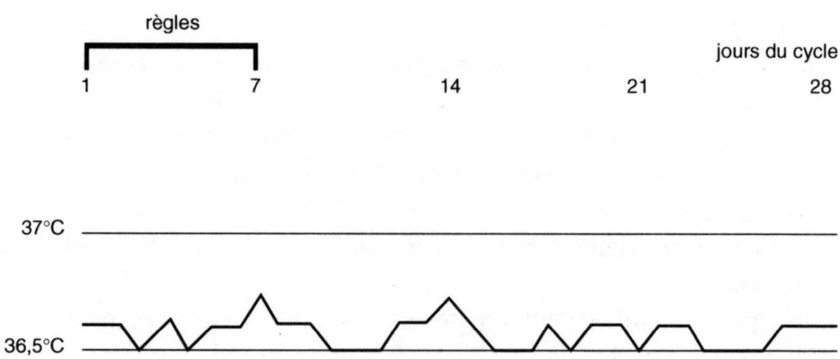

Figure 9b
Courbe anovulatoire

Les dosages hormonaux

Les dosages des principales hormones féminines de la reproduction (FSH, inhibine B, LH, estradiol et progestérone) sont réalisés à partir d'une prise de sang et destinés à évaluer la fonction ovarienne.
Les dosages de FSH et d'inhibine B, pratiqués dans les premiers jours du cycle, fournissent des informations précieuses sur la commande exercée par le cerveau sur les ovaires. Lorsque les ovaires fonctionnent correctement, ils répondent aux messages « FSH » du cerveau par des messages « inhibine B ». Ces messages, véritables accusés de réception, sont destinés à réguler la libération de FSH par le cerveau pour l'adapter aux besoins des ovaires. Une quantité trop importante de FSH dans le sang est de mauvais augure, car elle révèle une paresse ovarienne. Tout se passe comme si l'hypophyse, responsable de la libération de cette hormone, ne recevant aucun accusé de réception, augmentait le volume de FSH libérée pour tenter de réveiller des ovaires endormis. Compte tenu de la variabilité des valeurs de la FSH (âge de la patiente, moment du cycle, technique de mesure utilisée...), il est difficile de définir un seuil de normalité pour cette hormone. Cependant, un dosage de FSH élevé associé à un dosage d'inhibine B faible évoque une altération du fonctionnement des ovaires.
Un niveau de LH trop important dans le sang est également un facteur de mauvais pronostic souvent associé à une déficience de l'ovulation.
Le dosage de l'estradiol reflète l'aptitude des ovaires à répondre à la stimulation de l'hypophyse et témoigne de la qualité de la sécrétion des ovaires.
Toujours réalisé pendant la seconde moitié du cycle, le dosage de la progestérone renseigne sur le fonctionnement du corps jaune. Cette petite structure de l'ovaire a un rôle capital dans le maintien de la grossesse. Le taux de progestérone, normalement élevé pendant la seconde phase du cycle, est cependant très variable et impose souvent la réalisation de plusieurs prélèvements (trois en général) pour évaluer précisément cette fonction ovarienne.
D'autres hormones peuvent également être dosées dans le sang pour explorer le fonctionnement des ovaires. La perturbation des taux sanguins de la prolactine, des androgènes ou des hormones thyroïdiennes peut révéler des troubles de l'ovulation.

L'exploration des voies génitales féminines

L'hystérosalpingographie

Cet examen, souvent appelé hystérographie, est une radiographie de l'utérus (hystéro-) et des trompes (salpingo-). Il consiste à injecter un produit de contraste opaque aux rayons X par le col de l'utérus pour vérifier la perméabilité des voies génitales. Lorsqu'il n'y a pas d'obstacle, le produit injecté remplit la cavité utérine, diffuse jusqu'à l'extrémité de chacune des trompes et, finalement, se disperse, autour de chaque ovaire, dans la cavité péritonéale.
Pendant l'examen, plusieurs clichés radiographiques sont réalisés sous différents angles pour repérer d'éventuelles anomalies de la cavité utérine et s'assurer qu'il n'existe aucune entrave au passage du produit de contraste dans les trompes.
L'hystérographie n'a pas une bonne réputation car il s'agit d'un examen parfois désagréable. Mais existe-t-il des examens gynécologiques agréables ? Après la pose d'un spéculum, l'introduction, dans le col de l'utérus, de la sonde d'injection du produit de contraste peut occasionner une brève douleur. Lorsque le radiologue injecte le liquide dans l'utérus, des douleurs comparables à celles des règles peuvent également survenir. Le plus souvent, elles disparaissent assez rapidement. Si elles persistent, des médicaments antalgiques ou antispasmodiques peuvent naturellement être prescrits. Pendant l'examen, qui dure rarement plus de 30 minutes, plusieurs clichés radiographiques sont réalisés. Comme pour tout examen radiographique, il est nécessaire de rester immobile pendant la prise du cliché.
Après l'examen, le produit de contraste utilisé s'éliminant lentement par l'orifice cervical, il est nécessaire de prévoir une garniture périodique.

La cœlioscopie

À la différence de l'hystérographie, la cœlioscopie n'est pas demandée systématiquement au cours du bilan d'infertilité. Cet examen, réalisé sous anesthésie générale, consiste à observer directement l'intérieur de la cavité abdominale. Grâce à une petite incision prati-

quée dans la région du nombril, le chirurgien introduit dans le ventre un petit tube relié à un système optique.
L'un des intérêts de la cœlioscopie est de pouvoir détecter d'éventuelles anomalies de l'appareil génital invisibles à l'hystérographie. Des foyers d'endométriose sur les trompes ou sur les ovaires peuvent ainsi être décelés. Selon la localisation et le niveau de gravité de la maladie, un geste chirurgical ou un traitement médical peuvent être envisagés.
La présence d'adhérences, véritables filets membraneux emprisonnant parfois les trompes et les ovaires, est également recherchée au cours de la cœlioscopie. Ces adhérences sont retirées si leur présence, autour des ovaires notamment, gêne, voire empêche, l'ovulation.
Au cours de l'examen, une épreuve au bleu est souvent réalisée. Elle consiste à injecter, par le col de l'utérus, un colorant bleu dont la sortie par chaque pavillon des trompes doit pouvoir être observée. Lorsque la diffusion du colorant est satisfaisante et qu'il ressort dans la cavité abdominale, les trompes sont dites perméables. En revanche, si le produit reste prisonnier dans une ou dans les deux trompes, la perméabilité tubaire est affectée et le niveau de l'obstacle peut être déterminé.
Après la cœlioscopie, les patientes ressentent souvent une douleur localisée aux épaules. Cette gêne qui dure rarement plus de 24 heures est occasionnée par le gaz carbonique injecté dans le ventre pour distendre les parois et faciliter l'observation. La position allongée calme le plus souvent cette sensation désagréable. Les petites incisions pratiquées pour l'opération cicatrisent en une semaine environ et, en général, les fils utilisés se résorbant spontanément, il n'est pas nécessaire de les retirer.
Après l'intervention, la survenue, notamment, de douleurs abdominales importantes, de nausées ou de fièvre imposent de contacter le chirurgien ou son service.

L'hystéroscopie

Cet examen, qui a parfois lieu au cours d'une cœlioscopie, est réalisé de façon ambulatoire, c'est-à-dire sans hospitalisation. Il consiste à introduire une petite fibre optique par le col de l'utérus pour

visualiser la cavité utérine. L'hystéroscopie permet d'évaluer l'aspect de la muqueuse utérine, d'apprécier la forme de la cavité et d'observer les orifices des trompes.
L'examen dure rarement plus de 20 minutes et ne réclame pas d'anesthésie. Le plus souvent, au cours de l'examen, les femmes décrivent des sensations comparables à des règles douloureuses.
Après l'examen, le liquide utilisé pour faciliter l'observation de la cavité utérine s'élimine lentement par l'orifice cervical, il est donc nécessaire de prévoir une garniture périodique.

4
Les causes d'infertilité du couple

En France, la répartition des causes d'infertilité a été établie grâce aux résultats d'une enquête menée par l'Institut national de la santé et de la recherche médicale à la fin des années 1980.

Dans 30 % des cas, l'infertilité du couple est d'origine féminine ; dans 20 % des cas, seul l'homme est en cause ; dans 40 % des cas, l'infertilité a une origine mixte et, enfin, dans 10 % des cas, aucune cause n'est retrouvée pour expliquer l'infertilité du couple. En dépit de bilans apparemment normaux chez l'homme comme chez la femme, ces infertilités, dites inexpliquées ou encore idiopathiques, ont très probablement des causes qui échappent aux moyens d'investigation actuels, mais qui pourront être décelées dans les années à venir.

Chez la femme

Ces causes féminines peuvent schématiquement être réparties en deux groupes principaux : les anomalies de la fonction ovarienne et les anomalies des voies génitales.

Les anomalies de la fonction ovarienne

Un mauvais fonctionnement des ovaires se traduit par une difficulté, voire, dans certains cas extrêmes, par une impossibilité, à produire un ovocyte de bonne qualité. Une anomalie de la fonction ovarienne est à l'origine de près du tiers des infertilités féminines. Cependant, les ovaires ne travaillent pas de façon autonome, mais en étroite relation avec le cerveau et, plus particulièrement, avec l'hypophyse et l'hypothalamus. Ainsi, un trouble de l'ovulation peut avoir une origine basse (ovarienne), la plus fréquente, ou une origine haute (hypothalamo-hypophysaire).
Le dysfonctionnement ovarien se traduit par des troubles de l'ovulation, terme général qui recouvre des situations de gravités différentes : l'ovulation peut survenir de façon irrégulière (dysovulation) ou elle peut être totalement absente (anovulation). C'est le cas de la ménopause précoce qui touche des femmes parfois très jeunes dont les ovaires ont complètement épuisé leur capacité à produire un ovocyte.
L'origine haute d'un trouble de l'ovulation concerne l'hypothalamus ou l'hypophyse. Lorsque ces petites glandes logées dans le cerveau ne fonctionnent pas correctement, l'ovulation ne peut pas avoir lieu.
Les troubles de l'ovulation d'origine haute peuvent avoir plusieurs causes parmi lesquelles il convient de citer notamment l'adénome à prolactine (petite tumeur bénigne de l'hypophyse) et les anomalies fonctionnelles de l'hypothalamus. Des troubles psychiques entraînant une boulimie ou une anorexie peuvent s'accompagner de perturbations hormonales qui, dans le cas de l'anorexie, peuvent supprimer l'ovulation. Ces situations particulières réclament une prise en charge adaptée à chaque femme.

Les anomalies des voies génitales

La perméabilité des voies génitales féminines est indispensable pour permettre aux spermatozoïdes déposés dans le vagin d'accéder à l'ampoule tubaire, lieu de rendez-vous avec l'ovocyte. Tout obstacle sur leur trajet compromet les chances de fécondation et de grossesse.
Le passage du col de l'utérus représente la première étape du voyage des spermatozoïdes dans l'appareil génital féminin. Pour traverser cet étroit canal, ils doivent cheminer dans la glaire cervicale.

Si ce mucus est absent ou si sa qualité est insuffisante, l'ascension des spermatozoïdes vers l'utérus est impossible.
Dans l'utérus, un accolement anormal des parois (synéchie), une malformation congénitale (utérus cloisonné par exemple) ou un fibrome (tumeur bénigne) constituent autant d'obstacles possibles au passage des spermatozoïdes ou, si la fécondation peut avoir lieu, à l'implantation de l'embryon.
Les maladies sexuellement transmissibles, avec au premier rang d'entre elles la chlamydiose, mais aussi l'infection du péritoine, qui peut survenir après une intervention chirurgicale, entraînent très souvent des anomalies de la perméabilité des trompes. Dans les formes les plus sévères, leur obstruction empêche de manière absolue la rencontre des spermatozoïdes et de l'ovocyte et conduit à une stérilité dite mécanique. Le rôle des trompes est aussi, après la fécondation, de conduire l'embryon jusqu'à l'utérus. Une altération même modérée de la perméabilité des trompes diminue les chances de fécondation et augmente le risque de grossesse extra-utérine (GEU). Ces grossesses se développent anormalement en dehors de la cavité utérine et, le plus souvent, dans une trompe, lorsque l'embryon, ne pouvant rejoindre librement l'utérus, s'y arrête et commence sa croissance. Le risque de rupture de la trompe impose une prise en charge médicale rapide après le diagnostic. Devant certaines situations d'urgence, une intervention chirurgicale est nécessaire pour retirer la trompe concernée (salpingectomie). Dans la mesure du possible, un traitement conservateur, chirurgical ou médical, est envisagé pour préserver les chances de grossesse ultérieure.

Les autres causes féminines d'infertilité

À côté des troubles de l'ovulation et des anomalies des voies génitales, il existe d'autres causes féminines d'infertilité. Parmi toutes les maladies susceptibles d'altérer la fertilité féminine (hypothyroïdie, diabète...), l'endométriose occupe une place importante dans la mesure où elle concerne près de 15 % des femmes en âge de procréer.
L'endométriose est caractérisée par la présence anormale de petits fragments de l'endomètre (muqueuse tapissant l'intérieur de l'utérus) en dehors de l'utérus : sur les trompes, les ovaires, le vagin et, parfois, sur la vessie ou sur l'intestin.

Comme l'endomètre dans l'utérus, les foyers d'endométriose répondent aux hormones pendant le cycle menstruel. Chaque mois, ils se développent et saignent durant les règles provoquant des douleurs parfois très importantes. En fonction de la localisation des foyers (trompe, ovaire) et de leur importance, les conséquences sur la fertilité seront plus ou moins sévères.

Chez l'homme

Dans 20 % des cas, l'infertilité du couple a une origine exclusivement masculine. En dépit d'une diffusion de plus en plus large des connaissances, les clichés véhiculés par la croyance populaire ont la vie dure. Fertilité et virilité sont souvent confondues et l'homme infertile est fatalement impuissant. Cette perception n'a évidemment aucun fondement : la fertilité n'a aucun rapport avec la virilité.

Malgré des freins socioculturels parfois puissants, la possibilité d'une part masculine dans l'infertilité du couple est aujourd'hui admise et les patients mesurent parfaitement la nécessité de réaliser un spermogramme dès le début du bilan d'infertilité.

La plus grande partie des causes masculines est représentée par une diminution de la quantité et de la qualité des spermatozoïdes.

Selon les chiffres de l'OMS, le nombre de spermatozoïdes émis à chaque éjaculation doit au moins être supérieur à 20 millions par millilitre de sperme. Une numération plus faible, appelée oligospermie, explique rarement à elle seule une diminution du pouvoir fécondant du sperme. Ainsi, une numération de 15 millions par millilitre crée une situation d'oligospermie, mais ne met pas obligatoirement en péril la fécondance du sperme si le nombre de spermatozoïdes mobiles est suffisant et vient, en quelque sorte, compenser une numération modeste. Par contre, l'oligospermie sévère, c'est-à-dire moins de 1 million de spermatozoïdes par millilitre de sperme, est une cause fréquente d'infertilité masculine.

L'azoospermie, définie comme l'absence totale de spermatozoïdes dans le sperme, constitue une situation extrême et son diagnostic nécessite, pour être confirmé, la réalisation de trois spermogrammes.

Si aucun spermatozoïde n'est retrouvé dans l'éjaculat, un avis urologique et des dosages hormonaux sont fréquemment demandés pour compléter le bilan. Selon la situation rencontrée, l'urologue peut prévoir de réaliser une biopsie testiculaire. Ce prélèvement d'un petit fragment de testicule, réalisé sous anesthésie générale, permet d'évaluer la capacité des testicules à produire des spermatozoïdes. Au terme de ces explorations, il doit être possible de distinguer schématiquement deux types d'azoospermies.

Dans le premier cas, la production des spermatozoïdes est normalement assurée, mais un obstacle sur le trajet des spermatozoïdes les empêche de rejoindre l'extérieur : c'est l'azoospermie obstructive. Parmi les différentes obstructions possibles des voies génitales, l'absence partielle ou totale des canaux déférents, appelée agénésie déférentielle, constitue une forme extrême. Cette anomalie congénitale est souvent rattachée à la mucoviscidose et impose des examens spécifiques.

Lorsque l'obstacle est très localisé, l'urologue peut réaliser, grâce à la microchirurgie, une véritable dérivation de la zone concernée pour rétablir la circulation des spermatozoïdes. Dans certaines situations et en cas de succès de cette intervention, les spermatozoïdes peuvent réapparaître dans l'éjaculat après un certain délai, sans qu'il soit cependant possible de garantir leur pouvoir fécondant.

Dans le deuxième cas, c'est l'absence de production de spermatozoïdes par les testicules qui explique l'azoospermie, alors appelée azoospermie non obstructive. Si les testicules sont « seulement » paresseux, un traitement hormonal est envisagé pour tenter de les stimuler. Ce type d'azoospermie est rare et le traitement n'apporte pas toujours les résultats escomptés. Le plus souvent, l'azoospermie non obstructive est due à l'incapacité des testicules à fabriquer des spermatozoïdes. Quelle que soit la cause de ce défaut de spermatogénèse (génétique, infectieuse, exposition à des toxiques ou à des radiations), l'absence de traitements capables de restaurer la production des spermatozoïdes crée, à l'évidence, une situation plus dramatique. Nous aborderons plus loin dans cet ouvrage les propositions médicales face à ce type de stérilité masculine.

Selon l'OMS, au moins 40 % des spermatozoïdes doivent être mobiles et progressifs pour assurer au sperme un pouvoir fécondant

satisfaisant. Une diminution de la mobilité au-dessous de cette valeur est une asthénospermie. Il existe plusieurs degrés d'altération de la mobilité des spermatozoïdes, le plus extrême étant l'asthénospermie totale, c'est-à-dire l'immobilité de tous les spermatozoïdes, cause évidente d'infertilité masculine.
Il est toujours difficile de retrouver la cause d'une asthénospermie. Cependant, un épisode infectieux, la viscosité trop importante du plasma séminal ou une anomalie de la structure du spermatozoïde peuvent expliquer certaines anomalies de la mobilité.
Les normes internationales admettent jusqu'à 70 % de formes anormales dans un sperme fécondant. Lorsque ce chiffre est augmenté, il s'agit alors d'une tératospermie qui peut affecter les capacités fécondantes du sperme selon le type d'anomalie observée.
Les anomalies du nombre, de la mobilité et de la forme des spermatozoïdes sont souvent associées et créent une situation appelée oligoasthénotératospermie (OATS). Cet ensemble d'anomalies est responsable d'infertilités masculines de gravités variables. La définition de l'OATS est subjective et dépend des critères de normalité du spermogramme qui peuvent varier d'un laboratoire à l'autre. Malgré la difficulté d'établir une relation objective entre les paramètres du sperme et son pouvoir fécondant, il est cependant admis que l'association de plusieurs anomalies du spermogramme est de mauvais pronostic.
Hormis des situations extrêmement rares, il n'est pas possible de guérir une anomalie du sperme. Les traitements de l'infertilité masculine sont donc palliatifs et visent à contourner les difficultés rencontrées.

À l'issue des bilans masculin et féminin, qui peuvent parfois durer plusieurs mois (délais de rendez-vous, disponibilité professionnelle...), l'identification d'éventuelles anomalies doit permettre d'établir le diagnostic de l'infertilité du couple et de déterminer l'orientation thérapeutique la plus adaptée. Malgré l'impatience légitime des couples à voir se concrétiser leur désir d'enfant, le médecin veille à ne pas surmédicaliser la prise en charge. Toutes les situations n'imposent pas le recours à la FIV et d'autres approches thérapeutiques peuvent être proposées. Cependant, quelle que soit l'orientation envisagée, l'information donnée au couple doit être suffisamment claire et complète, notamment en termes de chances de grossesse et de risques d'échec, de durée de traitement, d'effets secondaires éventuels, pour que l'homme et la femme soient en mesure de pouvoir refuser une prise en charge médicale jugée trop lourde.

5
Les indications de la FIV

La fécondation se définit comme le résultat de la rencontre d'un spermatozoïde et d'un ovocyte qui, en fusionnant, forment un embryon. *In vivo*, c'est-à-dire à l'intérieur de l'organisme féminin, la trompe est le lieu habituel du rendez-vous des gamètes.

Lorsque la rencontre entre les spermatozoïdes et l'ovocyte est difficile, voire impossible, le recours à la FIV peut constituer une réponse à l'infertilité du couple. Cette technique d'aide médicale à la procréation cherche à reproduire au laboratoire c'est-à-dire in vitro (en latin, *in vitro* signifie littéralement « dans le verre »), la fécondation et les premières étapes du développement de l'embryon. À l'intérieur d'une boîte de culture, équivalent moderne de l'éprouvette utilisée aux débuts de la FIV, la rencontre des gamètes est organisée dans un milieu de culture adapté à leur survie. Quelques jours après la fécondation, les embryons obtenus in vitro sont déposés dans l'utérus de la patiente.

Au laboratoire, les conditions d'organisation et de réalisation de la rencontre entre les cellules peuvent varier selon le type d'infertilité pris en charge, cependant, elles reposent toutes sur le même principe : si les spermatozoïdes rencontrent plusieurs ovocytes, les chances de fécondation seront plus importantes. Pour parvenir à ce résultat, un effort important est demandé aux ovaires. Habituellement, au cours du cycle menstruel, un seul follicule arrive à maturité pour libérer, au moment de l'ovulation, son ovocyte.

Au cours d'une tentative de FIV, les ovaires sont stimulés par des traitements hormonaux pour provoquer la maturation de plusieurs follicules et assurer ainsi la production de plusieurs ovocytes.
À l'origine, cette technique était proposée comme réponse à la stérilité tubaire définitive (trompes obstruées, absentes ou non fonctionnelles). Depuis, les indications se sont considérablement étendues et elle est désormais évoquée dans de nombreuses situations d'infertilité féminines, mais également masculines.

Chez la femme

À côté des indications « historiques » de la FIV, souvent appelées mécaniques car l'altération des trompes ou leur absence constitue un obstacle physique à la rencontre des gamètes, l'endométriose, les troubles de l'ovulation, mais aussi des anomalies de la glaire cervicale, voire des infertilités inexpliquées, peuvent également justifier le recours à la FIV.

Chez l'homme

Chez l'homme, l'intérêt de la FIV a été perçu dès qu'il est apparu que quelques milliers de spermatozoïdes mobiles suffisaient pour obtenir des fécondations in vitro et des grossesses. En organisant la rencontre des gamètes dans un petit volume de liquide à l'intérieur d'une éprouvette, la FIV peut compenser un défaut du nombre ou de la mobilité des spermatozoïdes. Cependant, malgré les succès enregistrés, les altérations importantes des paramètres du sperme constituaient, il y a encore quelques années, des causes fréquentes d'échecs de fécondation in vitro.

L'évolution de la FIV pour les indications masculines sévères

Pour améliorer l'efficacité de cette technique de FIV, dite conventionnelle, dans les indications masculines sévères, plusieurs perfectionnements sont apparus dès la fin des années 1980. Ces techniques visaient à contourner les deux enveloppes de l'ovocyte (zone pellucide et membrane plasmique) pour faciliter la pénétration du spermatozoïde et ainsi augmenter les chances de fécondation.

La micro-perforation de la zone pellucide ou technique du « zona drilling » a été la première technique utilisée pour aider le spermatozoïde à féconder l'ovocyte. À l'aide d'une très fine aiguille de verre, sous le contrôle du microscope, des petits trous étaient pratiqués dans la zone pellucide. Ils devaient constituer des portes d'entrée pour les spermatozoïdes qui n'auraient pas pu franchir spontanément cette enveloppe protectrice de l'ovocyte. Les résultats de cette technique, aujourd'hui abandonnée, ont été décevants : en moyenne seulement 10 % des ovocytes étaient fécondés. De plus, en ouvrant plusieurs portes dans la zone pellucide pour aider des spermatozoïdes déficients, plusieurs d'entre eux pouvaient, malgré leurs difficultés, atteindre l'ovocyte et le féconder. Cette fécondation anormale, appelée polyspermie, se produisait dans plus de 15 % des cas, alors que, spontanément ou au cours d'une FIV conventionnelle, ce taux dépasse rarement 1 %.

Cela dit, en dépit de ses très modestes résultats, la micro-perforation avait ouvert la voie de la FIV assistée avec les premières tentatives de prise en charge individuelle des gamètes. Au début des années 1990, poursuivant le même but, la technique SUZI (pour « SUbZonal sperm Injection ») consistait à injecter un, voire plusieurs spermatozoïdes, sous la zone pellucide, au plus près de la membrane plasmique de l'ovocyte. Malgré des taux de fécondation proches de 40 %, les taux élevés de polyspermie (plus de 10 %) ont également conduit à l'abandon de cette méthode.

À la même époque, l'équipe du Professeur Van Steirteghem, de l'Université libre de Bruxelles, développait la méthode de FIV assistée qui allait révolutionner la prise en charge de l'infertilité masculine.

L'ICSI : la technique de FIV pour les indications masculines sévères

La technique de l'ICSI (de l'anglais « Intra Cytoplasmic Sperm Injection ») consiste à injecter un spermatozoïde dans le cytoplasme de l'ovocyte, c'est-à-dire au sein même de la cellule féminine. Cette technique serait le résultat d'une erreur de manipulation au cours d'une tentative de SUZI. En cherchant à placer un spermatozoïde sous la zone pellucide, un biologiste aurait, dit-on, poussé trop loin l'aiguille d'injection et aurait, accidentellement, traversé la membrane plasmique faisant ainsi pénétrer le spermatozoïde dans l'ovocyte. Qu'il s'agisse ou non d'un acte manqué, cette maladresse inaugurait une nouvelle ère de l'assistance médicale à la procréation. Alors que le succès de la FIV conventionnelle, se « contentant » de favoriser la rencontre des gamètes, réclame un nombre important de spermatozoïdes mobiles, grâce à l'ICSI, un seul spermatozoïde, parfois immobile, est suffisant pour féconder l'ovocyte in vitro. Sur le plan strictement biologique, l'efficacité de cette technique est remarquable : les taux moyens de fécondation sont comparables et parfois supérieurs à ceux obtenus avec la FIV conventionnelle et le risque de polyspermie n'existe pas.
Depuis la naissance du premier enfant en 1992, l'ICSI a connu un extraordinaire développement en bouleversant les indications masculines de la FIV et en offrant à des hommes jusqu'alors considérés comme stériles la possibilité de procréer.
Parmi les indications de l'ICSI, il convient de distinguer des indications absolues et des indications relatives. Les indications absolues concernent essentiellement les altérations sévères des paramètres spermatiques (OATS sévère), l'azoospermie obstructive avec prélèvement chirurgical de spermatozoïdes dans le canal déférent ou dans l'épididyme et certaines azoospermies non obstructives avec biopsie testiculaire. Les indications relatives de l'ICSI concernent principalement les échecs de FIV conventionnelle et les tentatives de FIV réalisées après autoconservation de sperme. Cette technique de conservation permet aux hommes de préserver la possibilité de devenir père lorsqu'ils doivent subir un traitement médical (chimiothérapie ou radiothérapie) potentiellement stérilisant. Lorsqu'un tel traitement s'avère nécessaire, la congélation du

sperme doit être systématiquement proposée au patient. Le nombre de spermatozoïdes congelés est souvent réduit et impose le recours à l'ICSI.

L'infertilité inexpliquée

Malgré des bilans masculins et féminins complets et normaux, la FIV est parfois envisagée lorsque la durée d'infertilité est supérieure à 24 mois. D'un point de vue strictement scientifique, le recours à cette médicalisation pour un couple sans anomalie détectable peut paraître excessif. La probabilité de grossesse spontanée n'étant pas nulle, la patience serait, en théorie, la solution la plus rationnelle à proposer au couple. En pratique, notre incapacité à évaluer les chances de grossesse spontanée et l'impatience légitime des couples concernés conduisent à proposer la FIV devant une infertilité inexpliquée de plus de 24 mois après échec des autres approches thérapeutiques. Ce délai est évidemment théorique et sera réduit selon les situations rencontrées, notamment si la femme a plus de 35 ans.

II

Un cheminement personnel

6
Un mélange de lassitude et d'espoir

Se lancer dans l'aventure de la FIV – et des AMP (aide médicale à la procréation), de manière générale – n'est comparable à aucune autre démarche médicale. La personne qui s'y engage émet une demande très particulière à la médecine : l'aider à faire un enfant. Ce n'est pas une demande neutre ! Il s'agit bien de confier à d'autres le soin de mener l'accomplissement d'une démarche habituellement confidentielle.

C'est la raison pour laquelle, avant le lancement concret d'une tentative, il y a tout intérêt à se poser des questions et à réfléchir de manière un peu approfondie. Par exemple, sur le sens que revêt la fécondation in vitro en tant que démarche humaine. Ou bien sur les questions éthiques liées à ce mode indirect de conception.

L'importance de ces questions et réflexions n'est naturellement pas la même pour tout le monde. Elle est dépendante des centres d'intérêt, de l'histoire, de la culture de chaque personne et de chaque couple, ainsi que de son envie de creuser ou non tel ou tel problème.

Un long parcours

Trois étapes

Quelle que soit la complexité de la situation d'infertilité du couple, il est bien rare que le cheminement lié à cette infertilité soit inférieur à deux ans avant le lancement d'une FIV. Dans la majorité des cas, c'est même un parcours de trois ou quatre ans qui précède une première tentative.

Ce parcours correspond à la succession de plusieurs étapes :

– *L'attente*. Lorsqu'il décide d'avoir un enfant, un couple attend fatalement un certain temps avant de se décider à consulter. S'il est très rapide, il consulte une première fois au bout de six mois environ, mais la plupart des praticiens estiment que l'infertilité n'est pas avérée avant un délai pouvant aller d'un à deux ans (voir « L'infertilité », p. 46), selon l'âge des patients.

– *Les examens d'infertilité*. Leur durée est extrêmement variable. Beaucoup de facteurs entrent en ligne de compte : la complexité du cas d'infertilité (un médecin fait d'abord les examens les plus simples, puis les plus poussés, au fur et à mesure de sa connaissance des résultats), la motivation du couple (l'homme prend rarement l'initiative de consulter et sa conjointe doit parfois insister, au début, pour qu'il se prête au jeu très peu motivant des examens). Par ailleurs, nombre de couples consultent consécutivement plusieurs spécialistes, ce qui peut sensiblement faire varier le délai précédant l'annonce de tout diagnostic.

Il serait hasardeux, en conséquence, de donner une fourchette de temps précise. Il est simplement possible d'écrire qu'une batterie d'examens complète demande de trois à six mois environ. La situation de chaque couple, ensuite, peut faire varier sensiblement ce délai.

– *Les premiers traitements éventuels avant la FIV*. Il arrive qu'une FIV soit proposée après l'échec de tentatives moins lourdes, telles la stimulation d'ovulation ou l'insémination artificielle. Certains couples font entre cinq et dix inséminations avant de passer à la FIV ! D'où la possibilité que, dans ce cas, la période d'infertilité soit allongée de plusieurs mois... à plusieurs années.

C'est seulement après ce long parcours que la FIV arrive.

Un état général de lassitude

Cette longue durée de vie qui précède la FIV n'est pas sans conséquences sur l'état psychologique du couple et, en particulier, de la femme. À la fin de chaque cycle, l'arrivée des règles met un terme à un espoir de grossesse qui, même inconsciemment, a pu se former. C'est une douleur insidieuse, répétitive, qu'il faut trouver la force de surmonter, encore et encore, au fur et à mesure des mois, des années qui passent.

Lorsque les examens commencent et que des explications à l'infertilité sont proposées, l'espoir redevient souvent plus fort. Et la déception plus rude, lorsque les échecs continuent à se répéter.

À chaque médecin consulté, le couple confie une douleur et un espoir. Et chaque tentative d'AMP effectuée nécessite de sa part un investissement énorme, physique et mental.

C'est donc dans un état général de lassitude que nombre de couples abordent en fait la FIV. Bien sûr, l'espoir d'une grossesse, puis d'une naissance, est au bout du chemin. Mais cet espoir a été tant de fois contrarié qu'il est bien souvent, malgré soi, vacillant.

Un moral vacillant

À cause des années qu'elle force à laisser passer, à cause des espoirs répétés qui, à cause d'elle, s'écroulent sans cesse tels des châteaux de sable à chaque marée, l'infertilité provoque à la longue une remise en cause périlleuse de soi-même, de la capacité de son corps à transmettre la vie, de sa personne entière à être « féconde ».

Les résultats sur le moral peuvent être réels. Il faut bien l'écrire : la grande majorité des personnes concernées par l'infertilité traverse, de façon plus ou moins violente, une ou plusieurs périodes de dépression. Perte de courage, sentiment de solitude ou d'incompréhension, peur pour le futur, sont les termes qui l'expliquent le plus aisément.

➡ En arrivant à la FIV, le couple est las, affaibli, parce qu'atteint dans sa « normalité », moralement fatigué, effrayé par l'éventualité de nouveaux échecs.

Les espoirs successifs, à chaque fois contrariés, provoquent un épuisement moral du couple (en premier lieu de la femme), qui est d'autant plus pervers qu'il a pour conséquence de rendre de moins en moins probable le début d'une grossesse...

Dédramatiser la FIV

Si la FIV réussit

En lançant une tentative de FIV, c'est le poids de ce long itinéraire que le couple espère déposer. Un éventuel succès représenterait non seulement la joie de voir l'enfant arriver, mais aussi la fin d'une longue « galère »...

➡ La FIV représente pour le couple un double enjeu :
– l'enjeu de son équilibre au quotidien (« fin de la galère ») ;
– l'enjeu de dessiner sa vie future (vie avec un enfant au lieu d'une vie sans enfant).

Le double poids que la FIV peut donc enlever (la tristesse de l'absence d'enfant d'une part, le malaise causé par cette absence sur la vie quotidienne d'autre part) installe une lourde pression sur les épaules du couple.
La FIV n'en devient que plus dramatique : si elle échoue, c'est tout ce poids que le couple va sentir tomber, une fois de plus, sur ses épaules. Comment s'en débarrasser ?

Trois moyens de dédramatiser

– *En vivant la FIV comme une chance.* La FIV, qu'elle soit traditionnelle ou par injection, représente actuellement le stade le plus avancé, en précision technique, de ce que la science peut proposer aux couples infertiles. Lorsqu'un couple est engagé par des praticiens sur la voie de la FIV, il peut se dire qu'il va bénéficier de méthodes plus pointues que toutes celles qu'il a pu connaître jusqu'alors et que, par voie de conséquence, ses chances de succès n'auront jamais été meilleures.

– *En se disant que faire une FIV, c'est s'en remettre à une équipe médicale.* Durant la tentative, la pression du suivi quotidien ne repose que peu sur le couple. Bien sûr, les impératifs techniques de la FIV imposent à la femme et à l'homme des contraintes matérielles (respect des horaires d'injection, présence régulière au centre de FIV, etc.). Toutefois, c'est bien l'équipe pluridisciplinaire qui a la charge de mener à bien la tentative : surveillance de la réponse de la patiente aux injections de stimulation, indication des doses à respecter, décision de la date de réalisation de la ponction ovocytaire et du recueil de sperme, etc. En d'autres termes, le couple peut oublier le poids qui pèse sur lui en se laissant porter par son équipe médicale dont le métier est de veiller à ce que la tentative se déroule et s'achève dans les meilleures conditions possibles. (Voir aussi « Le point de vue des femmes : se laisser porter », p. 166).

– *En se faisant aider, si nécessaire, avant la tentative.* Lorsque la pression semble trop lourde ou qu'un mal-être empêche d'envisager la FIV dans de bonnes conditions, il peut être nécessaire pour le couple de chercher une aide à l'extérieur. Cette aide peut se situer à de multiples niveaux, en fonction des besoins ressentis : dans l'entourage amical, familial ou professionnel ; dans les médecines de relaxation ; dans la consultation de psychologues ; dans la rencontre de personnalités religieuses, etc. Sur l'ensemble de cette question, voir « Savoir s'entourer », p. 195.

La FIV contrarie-t-elle « l'ordre des choses » ?

La question peut paraître saugrenue, tant le désir de remédier à une situation de stérilité tient aujourd'hui, en général, du naturel et de l'évidence lorsqu'on y est confronté.

Certes, la FIV n'a aujourd'hui plus beaucoup de détracteurs, tant elle offre chaque jour à des couples la possibilité d'être parents. De la

même manière, la FIV est banalisée, à force d'avoir été depuis vingt ans largement décrite et pratiquée.
Il n'empêche. Malgré la force avec laquelle elle s'est installée dans notre paysage quotidien, la fécondation in vitro continue à poser, pour qui veut les entendre, des interrogations multiples.
Nous avons retenu d'abord deux questions d'ordre général :
– Lancer un protocole de FIV, c'est agir médicalement pour donner un enfant à un couple qui en est dépourvu. Il existe pourtant dans le monde des millions d'enfants, orphelins et malheureux : la FIV n'est-elle pas un acte égoïste, un caprice d'habitants de pays riches, qui va contre une répartition juste des intérêts du monde ?
– Tenter plusieurs FIV, lorsque l'une ou les deux premières échouent, n'est-ce pas, de la part d'un couple, un acharnement à se reproduire ? N'est-il pas plus logique et plus sain de cesser la surenchère et de chercher d'autres formes de « fécondité » ?

Faire une FIV, est-ce un acte égoïste ?

Il est possible pour deux raisons de répondre par la négative :
– Tout désir de naissance est le fruit du mélange de deux souhaits principaux : un désir « égoïste » d'être parent, de pouponner, de montrer son bébé, de se reconnaître plus tard en lui, etc. ; un désir « altruiste » de voir s'épanouir son enfant, de lui fournir des armes pour sa vie future, etc.
Ces deux souhaits ne sont pas dissociables, quelles que soient les circonstances de la fécondation d'un enfant : spontanément ou avec une aide médicale. On ne saurait donc relever, dans la démarche de fécondation in vitro ou dans son financement par la collectivité, aucune trace particulière de prédominance d'intérêts égoïstes.
Il est par ailleurs extrêmement tendancieux et malhonnête de relier le manque d'enfants des uns au malheur des enfants des autres. C'est comme si, à l'injustice de l'infertilité, devait s'ajouter le poids de millions d'autres injustices !
Cet argument n'est donc pas recevable : tous les couples, même ceux qui ont des enfants, peuvent entamer des procédures d'adoption ; lutter contre les injustices du monde, c'est l'affaire de tous les hommes et femmes de bonne volonté. Des dons, des parrainages,

ou d'autres formes d'aide sont accessibles à tous ceux qui veulent agir dans le domaine et ne sont pas réservés aux seuls couples sans enfants.
– Faire une FIV n'est pas confortable. La FIV représente pour certains de ses détracteurs une médecine de confort, dans laquelle des personnes non malades sont prises en charge aux frais de la collectivité. Pour répondre à cette manière de voir, il est simplement bon de rappeler que la FIV est jugée douloureuse par plus d'une femme sur deux, et tous les hommes qui sont contraints de recourir à la chirurgie pour le prélèvement de leur sperme souffrent physiquement durant plusieurs jours (voir p. 173).
Le vécu quotidien de la FIV n'est pas confortable non plus : stress, tension, peur de l'échec...
La FIV est une chance, offerte par la biologie et la médecine... en même temps qu'une épreuve à vivre. Faire une FIV n'est pas une partie de plaisir. Il faut du cran et une volonté affirmés pour en venir à bout.

Plusieurs FIV, est-ce de l'acharnement ?

Le taux de réussite moyen de la FIV (20 % environ de chances de naissance par protocole) induit l'éventualité de plusieurs tentatives. Il n'y a donc pas acharnement, mais plutôt cohérence, à tenter plusieurs protocoles en cas d'échec du ou des premiers.

Une réflexion qui n'appartient qu'au couple

Lorsque leur nombre atteint 5 ou 10... Peut-on dire que le nombre de tentatives effectué par un couple dépasse alors « la normale » ? Dès lors que la FIV occupe à elle seule plusieurs années de la vie d'un homme et d'une femme, au rythme de trois, voire quatre tentatives par an, a-t-on le droit de se demander si la persévérance dans cette voie est la meilleure solution ?
Quelques équipes médicales engagent avec les couples cette réflexion. Mais la plupart les laissent prendre leurs responsabilités.

Qui peut porter un jugement moral ? Les centres de FIV eux-mêmes ne portent aucun regard moral sur l'attitude des couples en la

matière. Le seul critère qu'ils prennent en compte est la chance de réussite d'une tentative.
C'est donc bien le couple et lui seul qui est apte, en fonction de son parcours et de ses convictions, à décider pour lui-même.

La FIV et l'éthique

La fécondation in vitro pose une autre catégorie de questions, liées cette fois à sa méthode de réalisation et aux diverses manipulations qui l'accompagnent.
Ces questions dépassent le cadre particulier de telle ou telle tentative. Elles s'attachent à promouvoir une réflexion sur la conciliation pouvant exister entre les possibilités techniques des actes biologiques constituant la FIV et le respect des valeurs liées à la vie de l'homme en société.
Au sens large, l'éthique désigne « une philosophie globale des conduites humaines. Elle est relative à la personne humaine vivant en société. Elle recherche ce qui est bon pour les individus et pour le groupe social. Pour cela, elle fait appel à des repères qui sont d'ordre juridique, déontologique, moral (philosophiques et religieux), ainsi qu'à des chartes et recommandations[1] ».
En ce qui concerne la FIV, les questions d'éthique tournent essentiellement, depuis de nombreuses années, sur la situation de l'embryon et sur ce qu'il est permis ou non de faire avec lui. Les seules questions de la congélation embryonnaire (qui permet potentiellement à des êtres conçus en même temps de naître à plusieurs années d'intervalle) ou de la réduction embryonnaire (possibilité scientifique de « supprimer » un ou plusieurs embryons dans l'utérus de la patiente, afin d'éviter les grossesses multiples) seraient suffisantes pour remplir plusieurs volumes comme celui-ci...
Dans les lignes qui suivent, deux questions actuelles concernant le sujet sont abordées. Elles ont été traitées dans le texte de révision des lois de bioéthique de 1994, voté en première lecture par

1. Odile Paycheng et Stéphane Szerman, *À la rencontre de l'éthique*, éd. Heures de France, 1997.

l'Assemblée nationale en janvier 2002. Celui-ci a en effet annoncé deux axes principaux d'évolution dans le domaine :
– il y aura, à l'adoption définitive du texte de loi, une possibilité encadrée d'utiliser des embryons humains, obtenus par fécondation in vitro, aux fins de recherche thérapeutique ;
– il sera également possible, sous certaines conditions, de permettre le transfert, après le décès de l'homme formant le couple, d'embryons congelés fécondés avec son sperme.
Le propos de ce livre ne saurait être de faire un tour exhaustif de ces questions. Il est, plus humblement, de présenter brièvement les enjeux qui y sont contenus, afin que les personnes intéressées puissent détenir une source de réflexion.

Le Comité consultatif national d'éthique et ses avis

Un organisme est, en France, spécifiquement chargé de mener des réflexions sur l'éthique : le Comité consultatif national d'éthique. Créé par un décret du 23 février 1983, celui-ci a pour mission de « donner des avis sur les problèmes éthiques soulevés par les progrès de la biologie, de la médecine et de la santé, et de publier des recommandations sur ce sujet ».
Son domaine de compétence est étendu à toutes les branches de la recherche et de la médecine. C'est un organisme indépendant, placé auprès des ministères de la Recherche et de la Santé.
Depuis sa création, le Comité consultatif national d'éthique a rendu près de 70 avis consultatifs, sur des thèmes aussi divers que : « Fin de vie, arrêt de vie et euthanasie » (janvier 2000) ou « Handicaps congénitaux et préjudice » (mai 2001). Concernant la FIV et, de manière plus générale, la bioéthique, ses avis les plus récents sont : « Réexamen des lois de bioéthique » (25 juin 1998), « Avis sur l'avant-projet de révision des lois de bioéthique » (18 janvier 2001) et « L'AMP chez les couples présentant un risque de transmission virale : réflexions sur les responsabilités » (8 novembre 2001).
C'est à partir du contenu de ces derniers avis, ainsi que du texte de la nouvelle loi de bioéthique adopté en janvier 2002, que sont traitées les questions suivantes.

Deux questions actuelles

L'autorisation de la recherche sur l'embryon humain

Ces dernières années, les avancées dans le domaine de la biologie cellulaire ont été fulgurantes.
En novembre 2000, le diagnostic pré-implantatoire (DPI) a permis la naissance du petit Valentin, à l'issue d'un diagnostic réalisé sur tous les embryons obtenus in vitro. Cette sélection a permis de prémunir l'enfant contre la transmission éventuelle de la maladie génétique dont souffrait l'un de ses parents.

UTILITÉ DE LA RECHERCHE SUR L'EMBRYON : DEUX AVIS CONTRADICTOIRES

« À partir de l'embryon, on peut obtenir des cellules souches qui, potentiellement, peuvent donner naissance à différents types de tissus. Si on parvient à maîtriser ce processus, il sera théoriquement possible de disposer de sources très importantes de cellules ayant un intérêt thérapeutique majeur, avec un champ d'application très vaste. L'espoir est de pouvoir traiter un jour toute une série de maladies : l'Alzheimer, le Parkinson, mais aussi le diabète, les pathologies cardiovasculaires. On peut même espérer pouvoir traiter certaines maladies héréditaires chez l'enfant. » Alain Fischer, directeur d'une unité de recherche à l'Inserm.

« Prenons l'exemple des cellules souches. Une partie de la communauté scientifique réclame la possibilité de commencer à travailler sur ces cellules, à partir de l'embryon. Or la recherche n'a même pas encore abouti chez l'animal ! Qui plus est, ces cellules ne se trouvent pas que chez l'embryon : il y en a dans le cordon ombilical et dans certains tissus adultes. La logique est d'explorer d'abord ces voies, qui ne posent pas de problème éthique, avant que de s'intéresser à l'embryon. Les partisans de la recherche rétorquent qu'à trop tergiverser, la France va prendre du retard sur ses concurrents étrangers et sera la grande perdante de la course aux brevets. Cela montre bien que, derrière le débat sur la recherche de l'embryon, se cachent des arrière-pensées mercantiles, voire le fantasme de maîtriser tous les stades de développement de l'être humain ou d'ébaucher le clonage reproductif. » Jacques Testart, directeur de recherche à l'Inserm.
Ces deux avis ont été publiés dans le quotidien *La Croix* du 15 janvier 2002.

À l'image du DPI, la biologie cellulaire semble constituer la voie la plus prometteuse pour la connaissance, et peut-être la guérison, de certaines maladies jusqu'à présent incurables.
La question de la recherche, à partir de cellules embryonnaires, se pose donc aujourd'hui avec acuité. Prenant acte des immenses progrès établis dans le domaine, le gouvernement souhaite permettre en conséquence, dans des conditions bien précises, la recherche sur l'embryon humain.
À partir de quels embryons des recherches pourront-elles être menées ? « D'embryons surnuméraires, actuellement congelés, ayant fait l'objet d'un abandon du projet parental et dépourvus de couples d'accueil », indique le texte de loi. C'est le principal bouleversement des futures lois de bioéthique. Le Comité consultatif national d'éthique l'approuve.

> « Est autorisée la recherche menée sur l'embryon humain qui s'inscrit dans une finalité médicale, à la condition qu'elle ne puisse être poursuivie par une méthode alternative d'efficacité comparable. La conception in vitro d'embryons humains à des fins de recherche est interdite. » Projet de loi, adopté en première lecture par l'Assemblée nationale, janvier 2002.

Concernant la biologie cellulaire, le Comité consultatif national d'éthique a par ailleurs précisé dans son avis n° 72 du 4 juillet 2002 (« Réflexion sur l'extension du diagnostic pré-implantatoire ») que, même si le traitement d'une maladie génétique est en cause, un enfant doit être conçu avant tout pour lui-même : « Pas plus que l'on ne doit fabriquer des embryons pour la recherche et le soin, il n'est légitime d'envisager d'entreprendre une grossesse dans un autre but que le bien de l'enfant lui-même. La sélection d'embryon et la mise en route d'un enfant conçu seulement comme un donneur potentiel, et non d'abord pour lui-même, n'est pas pensable au regard des valeurs qu'a toujours défendues le Comité consultatif national d'éthique. »

L'autorisation du transfert d'embryon post-mortem

La loi de 1994 réservait l'usage de l'aide médicale à la procréation à un couple « formé d'un homme et d'une femme vivants ». Dès 1993, le Comité consultatif national d'éthique s'était pourtant déjà

prononcé en faveur de la possibilité offerte à une femme, après un délai de réflexion suite au décès de son partenaire, de disposer des embryons obtenus avec ce dernier.
Cette possibilité est inscrite dans la nouvelle loi de bioéthique, à la double condition que l'embryon ait été conçu du vivant de l'homme et que ce dernier ait consenti par écrit à un transfert éventuel après sa disparition.

« Le transfert des embryons conservés peut être réalisé à la suite du décès de l'homme, dès lors que celui-ci a donné par écrit son consentement à la poursuite du processus d'AMP dans l'éventualité de son décès. Ce transfert ne peut être réalisé qu'au minimum six mois et au maximum dix-huit mois après le décès. Le mariage ou le remariage de la veuve fait obstacle à la réalisation de ce transfert. » Projet de loi, adopté en première lecture par l'Assemblée nationale en janvier 2002.

Un couple pour qui la FIV est le seul recours contre la stérilité est-il capable de considérer les problèmes éthiques ? Dans les entretiens ayant permis l'élaboration de ce livre, plusieurs praticiens et psychologues se sont exprimés. Ils se rejoignent tous pour estimer que les préoccupations des couples qui demandent une aide médicale à la procréation sont éloignées des questions d'éthique. « Ce que veulent les couples, ce ne sont ni des discours, ni des mises en garde, ni des questions supplémentaires, résume une psychologue. Ils veulent simplement que le corps médical réponde à leur attente. Leur mal de ne pas avoir d'enfant, ajouté à leur connaissance des progrès chaque jour plus grands de la technique, les rend exigeants dans la résolution de leur demande. Dans ce processus, il n'y a que très peu de place pour la réflexion éthique. »
On peut supposer aussi que les couples pour lesquels les questions éthiques constituent une source cruciale de doute ou d'hésitation quant au lancement d'une tentative, entament une réflexion antérieurement à ce lancement. Ils ne rencontrent donc pas le ou la psychologue du centre de FIV, un autre professionnel ayant été leur interlocuteur auparavant.

7
La FIV et le couple

Dans une enquête[1] que nous avons effectuée au CHU de Nantes, deux questions ont été posées : « Le traitement de FIV a-t-il eu des incidences sur votre vie de couple ? » et « Si oui, est-ce que la FIV vous a rapprochés, ou est-ce qu'elle a au contraire créé des tensions entre vous ? ». 2 % des couples n'ont pas répondu à la première question, 41 % ont trouvé que cela n'avait rien changé et 57 % qu'il y avait eu des incidences. Parmi eux, 58 % ont été rapprochés par la FIV, tandis que 42 % trouvent qu'elle a créé des tensions.

En effectuant la synthèse de ces deux séries de réponses, on constate qu'au bout du compte :

– pour 41 % des personnes ayant répondu, la FIV n'a pas d'incidence particulière sur la vie de couple. Elle ne provoque pas le partage de davantage de dialogue, ni de davantage de câlins, que durant le déroulement de la vie quotidienne ;

– pour 33,06 % des couples, la FIV constitue un facteur de rapprochement ;

– pour 23,94 % des couples, la FIV est une source de tension.

---

1. Sondage effectué de septembre 2000 à juillet 2001 auprès de 116 couples ayant suivi, au CHU de Nantes, une tentative de FIV complète (questionnaire remis après le transfert embryonnaire, rempli de façon anonyme).

« Notre vie a été marquée par le suspense pendant la FIV. Un mélange de réconfort à chaque étape franchie et d'angoisse pour la suivante. » Anonyme (questionnaire).

Faut-il s'aimer pour faire une FIV ?

À cette question volontairement provocatrice, mais malgré tout souvent exprimée, il n'est possible de répondre que de manière indirecte : sans pouvoir préjuger de l'amour qui unit ou non les membres des couples dont ils ont la responsabilité, les praticiens estiment simplement, de manière générale, qu'un couple qui n'est pas au moins soudé au début d'une tentative aura du mal à en surmonter sereinement la longueur et la difficulté.
Être soudé, qu'est-ce que cela signifie ? C'est par exemple que monsieur n'en veuille pas à madame d'être à l'origine de l'infertilité du couple. C'est aussi que madame n'en veuille pas à monsieur de ne pas avoir de problème... En résumé, c'est faire en sorte qu'ils dépassent les rancœurs éventuelles concernant les causes de l'infertilité.

... Et pour faire un enfant?

Les enfants d'un amour partagé existent et ils sont même de loin les plus nombreux.
Mais chaque jour naissent aussi des enfants dont on peut douter du « projet parental » qu'ont pour eux leurs parents (projet exigé par la loi, rappelons-le, pour pouvoir engager une tentative de FIV). Combien par exemple de « bébés réparateurs », conçus dans le but de remettre sur pieds une histoire d'amour bancale ? Combien d'enfants « du hasard », nés d'une rencontre d'une nuit ou de quelques semaines ?
Les enfants spontanés se font au rythme de la vie et de ses aléas, des circonstances, du désir, de la séduction : tout le contraire de ce qui caractérise un parcours de FIV...

C'est, dans un second temps, souhaiter ensemble de façon sincère la réussite de la FIV. Les interrogations, craintes et baisses de moral ne manqueront pas durant le protocole. Pour les dépasser, le couple devra, tant que possible, être en état de dialoguer et d'échanger, pour continuer à aller de l'avant. Ne pas pouvoir le faire représentera un handicap (sur ce point, voir aussi « Si l'homme et la femme ne sont pas également motivés », p. 101).
La plupart du temps, il est vrai, les équipes médicales n'ont pas un contact assez soutenu avec les patient(e)s pour déterminer si cette « soudure » existe ou non. D'ailleurs, est-ce leur mission ? En tout état de cause, c'est à chaque couple de déterminer si son degré d'amour, d'entente et de confiance lui permet d'envisager sans trop de pression le suivi d'un protocole de FIV. Cette réflexion est importante, car, une fois un protocole engagé, revenir en arrière ne sera pas un acte anodin.

Peut-on s'arrêter en cours de route ?

À la question « Un couple peut-il décider quand il le veut d'interrompre une tentative entamée ? », la réponse est oui. Dans les faits, deux situations doivent être distinguées.

L'interruption pour cas de force majeure

La survenue de circonstances imprévisibles peut rendre difficile la poursuite de la FIV dans de bonnes conditions. La perte d'un parent proche, un accident de la route ou de sérieuses difficultés professionnelles sont, par exemple, des événements déstabilisants. Lorsque des circonstances comme celles-ci surviennent, c'est au couple d'entamer une réflexion, en concertation avec l'équipe médicale, et de décider ou non de la poursuite des traitements.
C'est le couple qui demande. Il peut donc refuser la prise en charge.

L'interruption « de confort »

D'autres cas semblent moins légitimes. Il s'agit des décisions d'interruption découlant d'une mauvaise entente dans le couple, d'un doute qui surgit, d'une rancune qui n'a pas été évacuée... De tels ratés sont fâcheux, notamment vis-à-vis des autres couples dont certains ont été contraints d'attendre inutilement pour effectuer leur tentative.
Toutefois, ne vaut-il pas mieux interrompre une tentative plutôt que de la continuer de manière bancale ? La FIV n'est pas une fin en soi. C'est le couple et l'enfant qui en sera issu qui comptent.
En réalité, les exemples dénombrés sont excessivement rares. Cela peut s'expliquer par le fait qu'une démarche de FIV est une projection dans l'avenir. Or, un couple qui ne s'entend pas, c'est-à-dire qui a du mal à vivre et à parler de son présent, est rarement capable de s'imaginer dans l'avenir.

L'importance du dialogue avant la FIV

Faire une FIV n'est jamais obligatoire et, même en cas de désir profond d'enfant, des raisons légitimes peuvent conduire à ne pas « mettre en route » une tentative.
Les questions sont naturelles. Pour y répondre, il est bon de se documenter, de confronter son opinion avec des interlocuteurs extérieurs en cas de besoin, par exemple avec d'autres couples ayant connu un parcours proche du sien.

➡ Le plus, pour le bien-être du couple, c'est d'avoir franchi ensemble les étapes de son questionnement avant la mise en place concrète de la tentative : « La FIV est-elle le meilleur moyen, aujourd'hui, de combler notre désir d'enfant ? » « Sommes-nous suffisamment motivés pour en vivre les contraintes de façon positive ? » « Et l'adoption ? » Etc.

Le doute, lui aussi, est légitime. Pour le combattre, il est utile de discuter l'un avec l'autre et d'exprimer ce qu'on ressent. Quitte à ne pas être toujours d'accord, mais s'expliquer, même en haussant le ton, n'est pas une preuve de manque d'amour...
Le dialogue que la FIV exige du couple a ceci de riche : il dépasse bien souvent la question des enfants en tant que telle. C'est une réflexion sur ce qui cimente la vie à deux, sur ce à quoi on tient. Il faut écrire ici que de nombreux couples doivent à leur infécondité des discussions et des prises de conscience essentielles que, peut-être, ils n'auraient jamais eues sans elle. Et que la FIV, en dehors de toute considération de difficulté physique et psychologique, offre une occasion magnifique de solidifier des liens d'amour.

« Il ne faut jamais penser que c'est désespérant et que rien ne marche. Pour nous, chaque étape nous a rapprochés et a renforcé notre amour. Car il faut beaucoup d'amour pour vivre de telles épreuves. » Caroline, 30 ans.
« Toutes ces attentes, émotions, joies et déceptions nous ont permis de mesurer combien l'amour dans un couple peut être encore plus renforcé dans l'épreuve. » Christina, 31 ans.

Si l'homme et la femme ne sont pas également motivés

Toutes les équipes pluridisciplinaires ont l'occasion de rencontrer des couples au sein desquels, de manière visible, l'homme et la femme ont, par rapport au lancement de leur tentative, des envies différentes.
Il n'est pas rare que l'homme ou la femme reconnaisse vouloir « faire plaisir à son conjoint » en se lançant dans une FIV. Le désir ne provient alors que d'une moitié du couple, la seconde acceptant la tentative comme un moyen, notamment, de garantir l'équilibre et l'harmonie la liant à l'autre. Dans la mesure où cette démarche est

consciente et exprimée, les chances de succès ne semblent pas pouvoir en être compromises.
D'autres cas sont plus délicats. Notamment ceux dans lesquels l'un des conjoints a convaincu l'autre de tenter une FIV, mais où l'autre ne ressent pas un désir de réussite (une multitude de raisons peut en être la cause). Comment celui-ci, surtout s'il s'agit de la femme, vivra-t-il les contraintes de la FIV ?

« En consultation, j'entends souvent comment, au fil du temps, les griefs se sont accumulés dans le couple. La femme accuse son conjoint de ne pas vouloir l'enfant autant qu'elle, de ne pas comprendre combien une grossesse serait importante pour elle. L'homme lui répond : je t'en veux de ne pas comprendre que même si je l'exprime différemment je le veux autant que toi, je t'en veux de devenir nerveuse, triste, irritable... J'entends aussi comment le non-dit peut s'installer dans un couple, l'un croyant protéger l'autre en ne parlant pas. Ce silence-là, il me paraît indispensable de le briser pour reparler du couple, de sa vie, de son projet qui parfois avait été oublié, les rites obsessionnels de la médicalisation devenant une fin en soi. » Nicole Athéa, gynécologue.

Le problème est d'autant plus compliqué que la différence (ou l'absence) de motivation est souvent inconsciente. Un homme ou une femme peut très bien accepter la FIV sans contrainte et se rendre compte pourtant qu'il la vit mal, sans savoir pourquoi. Les deux partenaires se retrouvent alors en décalage. Certains couples sont tentés d'abandonner ; d'autres ressentent le besoin d'une aide extérieure. Cette seconde solution est souhaitable : en parlant de ses difficultés, l'homme ou la femme avancera vers une meilleure connaissance de soi et mettra à jour les éléments qui lui permettront de faire le point sur ses motivations ou ses gênes.

Une démarche forte

Que ce soit de manière naturelle ou par aide médicale à la procréation, transmettre la vie est ce que souhaitent, même inconsciemment, tous les couples qui veulent avoir un enfant. Transmettre la

vie, c'est vouloir laisser une trace de soi-même. C'est se projeter, d'une certaine manière, dans le futur du monde.
Quand on envisage de suivre un protocole de FIV, souvent après plusieurs années de « galère », on a déjà mesuré douloureusement la force de ce désir de transmission. Le fait d'imaginer un enfant à soi semble tenir davantage du rêve que d'une réalité peut-être proche.
Quand on entame concrètement un protocole, on sait qu'on agit pour que ce rêve se rapproche. Les taux de réussite sont ce qu'ils sont, mais ils ne peuvent empêcher que la FIV représente l'éventualité d'une très grande joie dans un futur presque immédiat. Joie de pouvoir enfin entamer l'édification de sa famille, joie d'être père et mère, joie de laisser un témoignage vivant de sa propre vie, d'offrir un cadre d'épanouissement à l'enfant tant désiré, etc.
Prendre la route de la FIV, ce n'est donc pas seulement combler le vide d'une absence. C'est prouver la confiance qu'on a dans l'avenir. C'est se lancer sur la voie d'un demain plus épanouissant et intense que l'aujourd'hui. La force de cette vision-là rend capable de dépasser les difficultés concrètes que la FIV impose au couple.

Engager un cycle de FIV redonne aussi de l'ardeur à la création d'images positives qu'on peut projeter sur son propre avenir. De la sorte, le fait d'être parent redevient du domaine du possible.
L'homme et la femme se « réinventent » père et mère grâce à la démarche de FIV, chose que souvent ils n'osaient plus faire, à cause des années de désillusions qu'ils ont traversées.

... et une mise à l'épreuve du couple

La beauté de la démarche a son revers. La FIV est, dans la pratique, un élément perturbateur de la vie à deux. Les deux partenaires doivent présenter docilité et disponibilité quant aux recommandations et aux pratiques du centre de FIV. Cette disponibilité nécessaire entraîne un bouleversement de la vie quotidienne qui peut être

important : organisation pratique à mettre au point ensemble (gestion des horaires réclamés par le suivi des traitements), gestion des difficultés de conciliation entre vie professionnelle et FIV.
Par voie de conséquence, le couple doit élever son niveau de communication car la FIV demande encore plus d'attention, de patience et de compréhension envers l'autre. Ils n'en ont pas forcément l'habitude.

Se parler

La FIV a, de manière générale, des répercussions positives sur la communication échangée dans le couple.
Il n'en demeure pas moins qu'elle bouleverse par beaucoup d'aspects son intimité propre et l'intimité du conjoint. En cela, elle constitue une période critique. Un mot mal choisi, un moment de distraction alors que l'autre est en train de dire quelque chose qui, pour lui, est important, peuvent blesser plus qu'on ne l'imagine. On s'énerve vite, on est moins patient.
– « Tu m'écoutes ? »
– « On ne pourrait pas parler d'autre chose ? »
– « Au cas où tu l'aurais oublié, ça nous concerne tous les deux... »

La FIV et la communication verbale dans le couple

Pour de nombreux couples, la FIV est « un facteur d'amélioration de la communication verbale ». Selon les différentes enquêtes étudiées, 60 % des couples environ ayant pratiqué une FIV estiment que, durant la tentative, leur dialogue était facilité et, même, qu'il gagnait en qualité. Une meilleure écoute de l'autre et, de manière générale, une attention renforcée vis-à-vis du conjoint sont mis en évidence.

Deux réactions extrêmes

Bien que leur évocation soit forcément caricaturale, tant les cas particuliers sont nombreux, il semble que la FIV entraîne deux types de réactions chez ses candidats. Ceux-ci illustrent les modifications que les patients, et donc les couples, rencontrent à cause de la FIV dans leur manière d'être.

Pour certaines personnes, la FIV peut devenir un sujet temporaire « d'obsession » : elles ont besoin d'en parler sans cesse, à la fois pour se défouler, vider leur angoisse, et pour confronter leur opinion. Même s'il est possible d'en parler à l'entourage amical ou même familial (voir dernière partie du livre), c'est le plus souvent le conjoint qui est en première ligne pour absorber ce déversement verbal. Voilà de charmants dîners à deux en perspective !

La réaction peut être inverse. La FIV pousse d'autres personnes à se recroqueviller sur elles-mêmes et à moins échanger, voire à faire preuve d'une certaine agressivité. Les raisons peuvent en être multiples : inutilité de ressasser sans cesse le même sujet, lassitude d'étaler son intimité, pudeur, besoin de penser à autre chose... La FIV oblige déjà à tant se dévoiler !

« Après cette description médicale, je soulignerais les retombées au niveau du couple. C'est très difficile. On vit les choses différemment, moi j'ai besoin de parler, notamment quand je stresse ou que j'ai des doutes, et mon mari préfère, comme il dit, « ne pas focaliser sur le problème pour avancer ». Cette incompréhension nous a tout de même poussés à parler de divorce et je ne parle pas des réflexions assassines et autres coups bas. J'ai honte... » Anne, 26 ans.

On peut estimer qu'un bon seuil de communication est situé à mi-chemin de ces deux attitudes excessives. La meilleure manière d'aborder le problème semble donc être, simplement, que l'homme et la femme essaient de trouver ensemble l'attitude la plus juste en fonction de leur caractère respectif. Le plus souvent, cela se fera naturellement, sans même qu'une conversation sur le sujet soit nécessaire.

« En fait, je laissais toujours ma femme prendre l'initiative de parler de la FIV. Mais bien sûr, une fois que le sujet était lancé, qu'elle me posait une question sur comment je vivais ceci ou cela, ou qu'elle me disait qu'elle s'angoissait, on avait des discussions partagées. Je ne voulais pas non plus la laisser en parler toute seule ! » Yann, 26 ans.

Rester soi-même

Presque tous les couples fonctionnent de manière complémentaire : l'un des membres est plus expansif que l'autre, plus bavard, plus porté à exprimer ce qui le touche, etc. Cela ne pose aucun problème tant que chacun y trouve son équilibre. On peut même écrire que c'est une bonne manière de fonctionner.

Mais la FIV a ceci de particulier : elle contient des éléments qui ne se trouvent pas habituellement dans la vie quotidienne et qu'il faut intégrer comme autant de nouveautés :

– pour la femme : sensation d'angoisse vis-à-vis de la ponction ovocytaire et du résultat final ; douleur physique ; fatigue physique et morale, etc.

– pour l'homme : sensation d'angoisse vis-à-vis du prélèvement de sperme et du résultat final ; lassitude par rapport à la longueur du protocole ; mal être, etc.

Ces éléments, difficiles à évaluer, s'invitent dans les rouages de la communication.

Là encore, tout est question de proportions. La communication est une affaire de rapport entre deux ou plusieurs personnes. La FIV n'y change rien. Par conséquent, rester soi-même est la meilleure des garanties pour que tout se passe au mieux.

Rester soi-même, c'est ne pas dramatiser la FIV plus qu'elle ne mérite de l'être. C'est s'appuyer sur l'autre en cas de besoin, comme dans la vie courante. C'est avoir confiance en lui et en soi.

« Je n'ai jamais eu envie de parler de la FIV avec Aurélie, même pendant qu'on la faisait. Je ne suis pas gêné par le sujet, ni quoi que ce soit de ce genre, mais bon. Une fois qu'on s'était mis d'accord sur l'envie qu'on avait de la faire, pour moi on avait tout dit. Donc ce que j'ai fait, c'est lui dire : "Je suis là si tu as besoin d'en parler. Je t'écouterai." Et on a fonctionné comme ça. Quand elle avait besoin, elle savait qu'elle m'avait. » Alain, 28 ans.

Savoir où on en est

Pour que tout se passe au mieux, on peut simplement se poser les trois questions suivantes :

TROIS QUESTIONS

1. Est-ce que je sais ce que mon conjoint pense intimement de la FIV par rapport à notre vie à deux, actuelle et future ? Et lui, sait-il ce que j'en pense ?
2. Sommes-nous suffisamment à l'aise vis-à-vis du sujet pour en parler librement l'un avec l'autre ?
3. Sommes-nous suffisamment à l'aise vis-à-vis de la FIV pour écouter l'autre quand il en parle, sans réaction excessive de gêne, d'énervement ou autre ?

Si la réponse à ces trois questions est positive, c'est que le couple possède un bon niveau de communication. Il y a de grandes chances alors pour que la FIV se vive sans problème. Elle rejoindra en cela les autres aspects de la vie quotidienne, qui, d'un couple à l'autre, sont gérés en fonction des sensibilités et des habitudes, tout à fait naturellement.

Si une ou plusieurs réponses sont incertaines ou négatives, il convient de se pencher davantage sur la question. La phase active de la FIV s'étale sur trois semaines, environ, qui constituent un moment difficile. Ne pas pouvoir échanger sereinement, se confier ou s'appuyer sur son conjoint, les rendra inutilement pénibles et pourra même les vider de leur sens. Si malgré des tentatives de discussion un problème de communication persiste, il pourra s'avérer opportun de faire le point avec un psychologue, voire avec le centre de FIV, qui seront à même de donner des conseils pertinents.

Accepter de ne pas tout partager

Enfin, il est important de laisser leur place aux silences ponctuels de l'autre. Un homme, par exemple, a rarement grande envie de raconter le déroulement de son spermogramme de contrôle du jour. De même, une femme peut ressentir un ras-le-bol temporaire à évoquer en détail les avancées de son traitement.

Et puis certains jours, la FIV agace, sans raison particulière.

Il faut accepter de ne pas être dans toutes les confidences, ne pas comprendre l'autre parfois. Cela peut être difficile. Mais faire une FIV ne veut pas dire sacrifier l'intimité de ses sentiments. Tout n'est pas indispensable à partager.

III

Qu'est-ce que la FIV ?

8
Les étapes d'une tentative

Au sens strict, la FIV désigne la rencontre et la fusion du spermatozoïde et de l'ovocyte au laboratoire. Pour les couples et, souvent, pour l'équipe médicale, les initiales F.I.V. forment désormais un mot d'usage courant. Il est ainsi fréquent d'entendre un couple parler du début de sa FIV ou encore un médecin évoquer le résultat de la FIV de ses patients.
Une tentative de FIV correspond à la succession de plusieurs étapes :
- les formalités administratives ;
- les examens médicaux ;
- la stimulation des ovaires ;
- la ponction folliculaire et le recueil des ovocytes ;
- le recueil des spermatozoïdes ;
- la rencontre des gamètes au laboratoire ;
- le résultat de la rencontre des gamètes ;
- le transfert des embryons dans l'utérus ;
- le test de grossesse.

Les formalités administratives

Depuis 1994 et la publication des lois dites de bioéthique, complétées en 1999 par le guide des bonnes pratiques d'assistance médicale à la procréation, la pratique de la FIV est réglementée dans notre pays.

Conformément à la loi, la FIV mais également les autres techniques médicales sont mises en œuvre pour répondre à la demande parentale d'un couple : « L'homme et la femme formant le couple doivent être vivants, en âge de procréer, mariés ou en mesure d'apporter la preuve d'une vie commune d'au moins 2 ans » (article L 152-2 de la loi). Selon les termes de cet article, les célibataires, les couples homosexuels et les femmes ménopausées ne peuvent donc pas bénéficier de l'assistance médicale à la procréation. Pour le législateur français, ces techniques ont pour seul objet d'apporter une réponse médicale à l'infertilité d'un couple et ne sont pas destinées à remédier à l'infertilité rencontrée par une femme célibataire ou par un couple homosexuel. En France, la loi a délibérément privilégié le « droit de l'enfant » en fixant un cadre familial estimé stable, constitué d'un père et d'une mère. En revanche, d'autres pays européens comme l'Espagne reconnaissent le « droit à l'enfant » en autorisant notamment le recours au don de sperme pour les femmes célibataires.

Avant une tentative de FIV, les dispositions réglementaires françaises imposent à chacun des membres du couple de présenter une pièce d'identité dont la photocopie est conservée dans le dossier médical. Pour les couples mariés, la preuve de vie commune est fournie par une photocopie du livret de famille ou une fiche familiale d'état civil. En cas de concubinage, cette preuve est apportée par un certificat de vie commune d'au moins 2 ans délivré par la mairie.

Pour le couple demandeur, la législation prévoit également des entretiens avec les membres de l'équipe médicale pluridisciplinaire du centre d'AMP. Ces professionnels doivent notamment « vérifier la motivation de l'homme et de la femme formant le couple et leur rappeler les possibilités ouvertes par la loi en matière d'adoption ».

L'équipe médicale doit également informer le couple « des possibilités de réussite et d'échec des techniques d'assistance médicale à la procréation, ainsi que de leur pénibilité ».

Enfin, le couple reçoit un dossier-guide comportant notamment :

– le rappel des dispositions législatives et réglementaires relatives à l'assistance médicale à la procréation ;

– une description détaillée des techniques mises en œuvre ;

– le rappel des dispositions législatives et réglementaires relatives à l'adoption, ainsi que l'adresse des associations et organismes susceptibles de compléter leur information à ce sujet ;

– un formulaire de consentement à l'assistance médicale à la procréation. Ce document signé par les deux membres du couple est remis à l'équipe médicale avant chaque tentative. Le couple dispose d'au moins un mois de réflexion après le dernier entretien pour prendre sa décision.

Dans l'esprit du législateur, toutes les conditions doivent être réunies pour que le couple puisse donner un consentement « libre et éclairé » à la prise en charge médicale de son infertilité. Bien avant la loi de 1994, les centres homologués avaient déjà cette préoccupation et, dès le début de leur activité, la plupart d'entre eux ont complété les consultations par des réunions d'information ou des brochures destinées à renseigner les couples.

D'une manière générale, les examens et les traitements mis en œuvre au cours d'une tentative de FIV sont pris en charge à 100 % par la caisse d'assurance maladie. Dans le service public, l'ensemble des soins est donc gratuit pour les assurés sociaux. Dans le secteur libéral, en cas de dépassement d'honoraires, une partie des coûts peut rester à la charge des patients ou de leur mutuelle.

Avant la tentative, deux formulaires doivent être adressés à la caisse d'assurance maladie. Le premier, rempli par le médecin au cours de la consultation, sollicite le bénéfice de l'exonération du ticket modérateur dans le cadre de « l'article 322.3.12 en vue du diagnostic et des traitements de l'infécondité ». Cette demande doit permettre d'obtenir l'accord écrit de la Caisse pour le traitement envisagé durant une période déterminée. Ce document est nécessaire pour ouvrir un dossier de prise en charge à 100 %.

Le deuxième formulaire, également rempli et signé par le médecin, est une demande d'entente préalable. Il doit être complété par le patient (nom, adresse, numéro d'immatriculation...) et adressé à la Caisse. L'absence de réponse équivaut à un accord.

Depuis le 27 novembre 2000 et l'annulation par le Conseil d'État d'un arrêté qui fixait une limite à la fois pour l'âge des femmes (43 ans) et pour le nombre de tentatives (4), il n'existe pas, aujourd'hui, de dispositions légales limitant la prise en charge des traitements pour l'infertilité.

Les examens médicaux

La mise en œuvre de l'assistance médicale à la procréation est également subordonnée à des règles de sécurité sanitaire définies par décret. Ces dispositions concernent le dépistage de maladies transmissibles suivantes : le sida, la syphilis, l'hépatite B et l'hépatite C. En pratique, une prise de sang doit être réalisée avant la première tentative de FIV pour connaître la situation de l'homme et de la femme vis-à-vis de ces maladies. Lorsque les résultats sont négatifs pour l'un et l'autre, la tentative de FIV peut être programmée.
Si l'homme, la femme ou les deux sont porteurs du virus du sida (VIH) ou de celui de l'hépatite C (VHC), leur prise en charge en FIV est possible dans certaines conditions. Avant mai 2001, en dehors de protocoles de recherche, la législation n'autorisait pas le recours à l'aide médicale à la procréation pour ces patients en raison du risque de transmission virale au conjoint et à l'enfant. Depuis cette date, si le centre présente les conditions de sécurité sanitaire requises, la prise en charge de ces patients peut être assurée.
Dans le cas du virus de l'hépatite B (VHB), l'existence d'un vaccin facilite les choses. Si l'un des membres du couple est porteur, la vaccination protégera l'autre partenaire et elle sera programmée pour l'enfant dès sa naissance.
Avant une tentative de FIV, les sérologies récentes (moins d'un an) demandées à chacun des membres du couple sont donc les suivantes : HIV, hépatite B, hépatite C, syphilis, chlamydiae. Pour la femme, deux sérologies supplémentaires (toxoplasmose et rubéole) sont obligatoires. Pour éviter les conséquences graves de la rubéole pendant la grossesse, un défaut d'immunisation contre cette maladie nécessite une vaccination avant la tentative. L'absence d'immunisation contre la toxoplasmose impose, quant à elle, une surveillance particulière et des précautions alimentaires pendant la grossesse.
Les différentes explorations réalisées au cours du bilan et qui ont permis de poser le diagnostic d'infertilité et de proposer la FIV sont complétées juste avant la tentative par d'autres examens. Chez la femme, un test de transfert embryonnaire est fréquemment demandé. Un tube très fin appelé cathéter, identique à celui qui

déposera les embryons dans l'utérus, est utilisé pour évaluer la perméabilité du col et la profondeur de la cavité utérine. Il s'agit d'un examen non douloureux, réalisé sans anesthésie, qui nécessite uniquement la pose d'un spéculum. Les résultats de ce test permettent au gynécologue de prévoir notamment le type de cathéter à utiliser le jour du transfert embryonnaire. Pour le couple, et pour la patiente en particulier, il s'agit en quelque sorte d'une répétition qui peut dédramatiser ce geste médical parfois redouté.
Chez l'homme, environ six semaines avant la tentative, un spermogramme et une spermoculture doivent être réalisés. Qu'il s'agisse d'une FIV conventionnelle ou d'une FIV avec injection intracytoplasmique, ces deux examens font le point sur le plan spermiologique en s'assurant notamment de l'absence de germes dans le sperme. Si des bactéries présentes dans le sperme n'étaient pas éliminées, leur multiplication dans le milieu de culture lors de la FIV conduirait irrémédiablement à l'échec de la tentative. Ainsi, lorsque la spermoculture est positive, un traitement antibiotique peut s'avérer nécessaire et un nouveau recueil de contrôle pourra être réalisé pour vérifier l'efficacité du traitement.

La stimulation des ovaires

Au cours du cycle menstruel, l'organisme féminin ne produit, le plus souvent, qu'un seul ovocyte. Lors d'une tentative de FIV, les traitements hormonaux visent à recueillir plusieurs ovocytes pour accroître les chances d'obtenir in vitro des embryons capables de s'implanter après leur transfert dans l'utérus.
Les schémas thérapeutiques actuellement disponibles sont très nombreux, tant les progrès réalisés dans ce domaine ont été importants ces dernières années. Cependant, tous les traitements utilisés pour stimuler les ovaires reposent sur le même principe : interrompre temporairement le contrôle du cerveau sur les ovaires pour pouvoir les stimuler directement et assurer la croissance de plusieurs follicules. À la fin du traitement, au cours d'une intervention le plus souvent réalisée sous anesthésie, ces follicules sont ponctionnés pour recueillir les ovocytes.

Pour parvenir à ce résultat, l'association de trois produits pharmaceutiques différents est nécessaire. La prise de contrôle du fonctionnement ovarien est assurée par la complémentarité de ces trois médicaments qui ont chacun une action très précise.

Mettre l'hypophyse au repos : 1er médicament

Pendant le cycle menstruel, en réponse aux ordres de l'hypothalamus (message GnRH), l'hypophyse stimule (message FSH) le développement d'un follicule dans l'ovaire et, au milieu du cycle, déclenche la maturation et la libération de l'ovocyte qu'il renferme (message LH).
Si les ovaires étaient stimulés sans interrompre la commande du cerveau, ils répondraient certainement aux médicaments en produisant plusieurs follicules. Mais l'hypophyse pourrait déclencher inopinément l'ovulation, libérant tous les ovocytes dans la cavité abdominale. Pour être en mesure de recueillir les ovocytes, il est donc capital d'empêcher l'hypophyse de jouer son rôle pendant la durée du traitement.
Deux types de médicaments sont capables de mettre l'hypophyse au repos pendant une tentative de FIV : les agonistes du GnRH (Décapeptyl^R, Suprefact^R, Synarel^R...) et les antagonistes du GnRH (Cétrotide^R, Orgalutran^R). Ils n'ont pas tous le même mode d'action, mais ils s'opposent tous à la commande de l'hypothalamus sur l'hypophyse. Privée d'instructions, l'hypophyse se met alors au repos et interrompt notamment sa production de LH. Lorsque l'hypophyse est ainsi désensibilisée, le risque d'une ovulation spontanée est écarté.

Stimuler les ovaires : 2e médicament

Pour stimuler les ovaires et provoquer la croissance de plusieurs follicules, le médecin prescrit de la FSH semblable à celle produite par l'hypophyse. Deux types différents de FSH sont actuellement disponibles dans les pharmacies. La FSH dite recombinante est synthétisée grâce à une technique pharmaceutique complexe : c'est le cas du Gonal-F^R et du Puregon^R. L'autre FSH est appelée urinaire car

elle est extraite et purifiée à partir d'urines de femmes ménopausées : c'est le cas du Menopur[R]. À partir de la ménopause, malgré l'arrêt du fonctionnement des ovaires, le cerveau persiste à vouloir les stimuler en délivrant de grandes quantités de FSH qui sont éliminées dans les urines. Grâce à cette richesse, l'urine des femmes ménopausées devient une source de médicaments utilisée par l'industrie.
Quel que soit le type de FSH utilisé, son administration impose un contrôle rigoureux de la réponse des ovaires au traitement. Cette surveillance, encore appelée monitorage, est capitale pour s'assurer d'une réponse favorable des ovaires, pour déterminer le meilleur moment pour ponctionner les follicules et aussi pour prévenir une éventuelle réponse excessive des ovaires.
La surveillance des ovaires est double : échographique et hormonale.

La surveillance échographique des ovaires

L'échographie est un examen indolore qui permet de visualiser facilement les ovaires pour évaluer leur réponse à la FSH administrée. Le plus souvent, cette échographie est pratiquée avec une sonde endovaginale. Comme son nom l'indique, cette sonde est introduite dans le vagin et fournit de bonnes images des ovaires situés juste en arrière. À la différence de la sonde abdominale, placée sur le ventre, qui réclame une vessie pleine, l'utilisation de la sonde endovaginale n'impose pas le même supplice. Toutes les femmes qui ont connu des attentes, parfois très longues, avec la vessie pleine, apprécient ce progrès technique.
Pour chaque ovaire, l'échographie consiste à compter le nombre de follicules en cours de croissance et à mesurer le diamètre de chacun de ces petits sacs. De façon prévisible, toutes les femmes ne répondent pas de façon identique à la stimulation ovarienne. Cependant, il est fréquent d'observer le développement d'au moins quatre ou cinq follicules à l'intérieur de chaque ovaire. Sur l'écran de l'appareil, ils apparaissent sous la forme de taches noires, de forme grossièrement circulaire, serrées les unes contre les autres. Leur diamètre augmente régulièrement au cours du traitement pour atteindre près de deux centimètres juste avant la ponction folliculaire.

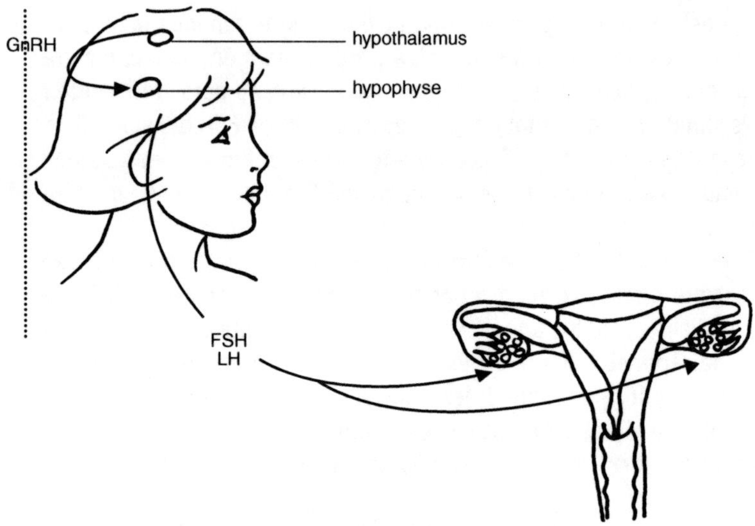

Figure 10a
Le contrôle des ovaires par le cerveau avant le traitement

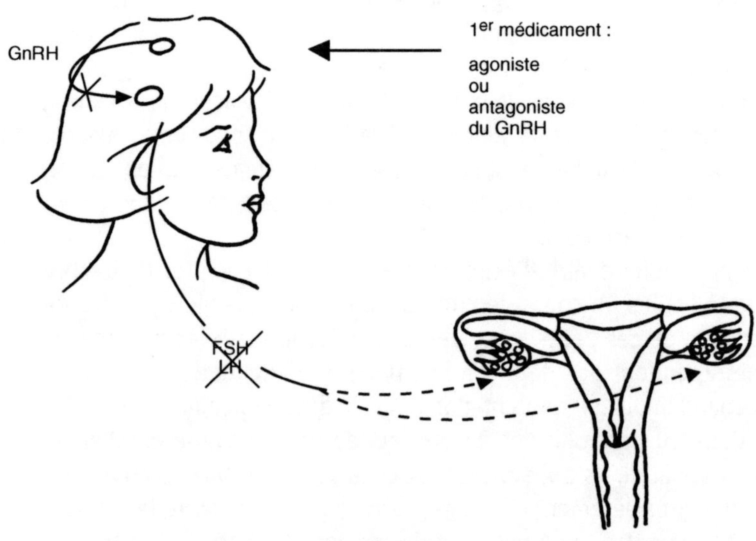

Figure 10b
Mettre l'hypophyse au repos : 1er médicament

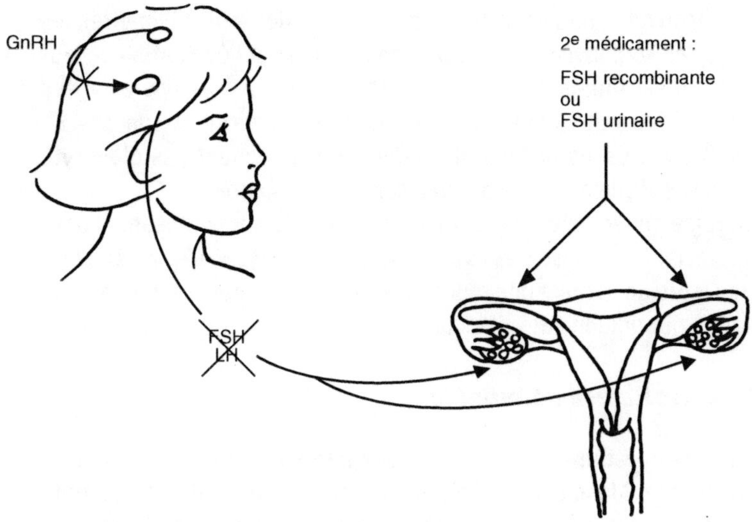

Figure 10c
Stimuler les ovaires : 2e médicament

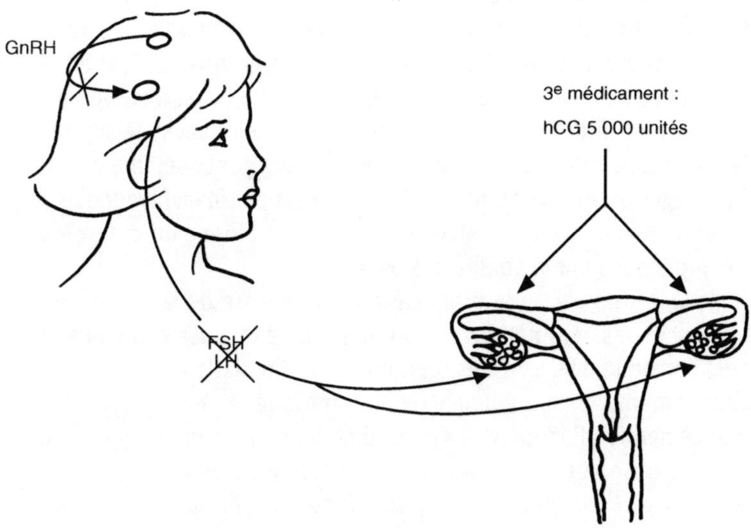

Figure 10d
Déclencher l'ovulation : 3e médicament

En raison de leur taille microscopique (un dixième de millimètre), les ovocytes sont invisibles au cours de l'examen et l'évaluation de leur nombre est toujours indirecte. En théorie, le nombre des ovocytes attendus devrait être identique au nombre de follicules visualisés. En réalité, toutes les images observées ne contiennent pas d'ovocyte et il est difficile d'en prévoir précisément le nombre.
En règle générale, deux ou trois échographies sont suffisantes pour apprécier la réponse des ovaires au cours du cycle. L'augmentation très lente de la taille des follicules rend parfaitement inutile la réalisation quotidienne de cet examen.

La surveillance hormonale

L'estradiol est une hormone produite par le follicule au cours de sa croissance. Ainsi, plus les follicules sont nombreux, plus la quantité d'estradiol retrouvée dans le sang est importante. Grâce à une prise de sang, le dosage de l'estradiol plasmatique fournit donc un bon critère d'évaluation de la réponse ovarienne.
Le rythme des dosages, variable d'un centre à l'autre, devient souvent quotidien après quelques jours de traitement. Il est important de suivre l'évolution du taux d'estradiol dans le sang pour éventuellement adapter la quantité de FSH administrée. Un niveau d'estradiol trop élevé peut amener à diminuer les doses pour éviter une réponse excessive et, à l'inverse, une paresse ovarienne nécessite parfois l'augmentation de la posologie. D'une manière générale, une évolution progressive et constante de l'estradiol est plutôt en faveur d'une croissance folliculaire satisfaisante et constitue donc un critère de bon pronostic pour la qualité des ovocytes.
Le dosage sanguin de la progestérone, ou encore de la LH, fournit également des informations importantes sur la réponse ovarienne et il est demandé dans certains protocoles de stimulation.
Globalement, la surveillance échographique et hormonale des ovaires permet d'adapter très précisément le traitement médical à la réponse observée. Cette période de la tentative de FIV est essentielle car elle conditionne, pour une large part, la qualité des ovocytes et donc les chances de succès.

Déclencher l'ovulation : 3e médicament

Lorsque les données échographiques confrontées aux dosages d'estradiol sont cohérentes et fournissent une estimation satisfaisante du degré de maturité des follicules, il convient de déclencher l'ovulation.

Ce troisième et dernier traitement, qui se limite à une seule injection, impose l'arrêt des deux autres. Il consiste à reproduire les effets de la LH pour assurer la maturation des ovocytes à l'intérieur des follicules. Cette ultime étape est indispensable : sans elle, les ovocytes ne seraient pas fécondables. Bien que la LH soit désormais disponible sous forme de médicament, une autre hormone, l'hCG (hormone chorionique gonadotrope), de structure très proche, est toujours largement utilisée. Comme la LH, la Gonadotrophine chorionique Endo[R] (c'est le nom du médicament) assure la maturation des ovocytes, mais également la rupture du follicule pour libérer l'ovocyte. Dans la mesure où l'expulsion de l'ovocyte intervient 38 à 40 heures après l'injection d'hCG, il faut prévoir la ponction des follicules 35 heures environ après, c'est-à-dire 3 à 5 heures avant l'heure théorique de l'ovulation. En respectant ce délai de sécurité, le niveau de maturité des ovocytes est satisfaisant et le risque d'ovulation est écarté.

Dans les différents centres, plusieurs couples sont souvent pris en charge le même jour. Pour organiser la ponction folliculaire de chaque couple et prévoir le planning du bloc opératoire, l'injection d'hCG de chaque patiente est donc programmée à une heure précise, souvent entre 22 heures et minuit. Le surlendemain matin à partir de 9 heures, soit 35 heures après l'injection, les ponctions folliculaires sont pratiquées dans l'ordre défini deux jours plus tôt. En pratique, si l'injection d'hCG est programmée le mardi 8 janvier à 22 heures, la ponction aura lieu le jeudi 10 janvier à 9 heures. Pour un autre couple pris en charge le même jour, l'injection sera prévue à 22 heures 30 et la ponction se fera le jeudi à 9 heures 30.

Les horaires de déclenchement sont précis et il est important de les respecter. Toutefois, 5 ou 10 minutes de retard ne sont pas catastrophiques et ne remettent pas en question la tentative. En revanche, si pour différentes raisons, l'injection d'hCG est faite avec beaucoup de retard ou, plus grave, si elle n'est pas pratiquée, il est essentiel d'en avertir l'équipe médicale.

Tous les traitements hormonaux mis en place lors d'une tentative de FIV associent ces trois médicaments. En fonction des éléments du dossier médical du couple (bilan hormonal féminin, antécédents...), le médecin choisit un protocole, c'est-à-dire une combinaison particulière de ces trois produits. Cette personnalisation du traitement est destinée à réunir les conditions les plus favorables pour recueillir des ovocytes fécondables.
La grande diversité des dosages et des spécialités pharmaceutiques disponibles, les modalités propres à chaque centre rendent impossible la description de tous les schémas thérapeutiques utilisés. En pratique, chaque patiente bénéficie d'un protocole, c'est-à-dire d'une association de médicaments, adapté à son profil hormonal, à ses antécédents médicaux.
Pour une tentative de FIV, parmi tous les protocoles existants, le protocole « court » et le protocole « long » sont couramment utilisés.

Le protocole long : agoniste du GnRH + FSH + hCG

Dans ce protocole, dès le deuxième jour des règles, un agoniste du GnRH (Décapeptyl[R] 0,1 mg, par exemple) est injecté chaque jour, pendant une quinzaine de jours environ.
Après cette période, un contrôle échographique et hormonal vérifie les effets du Décapeptyl[R]. La désensibilisation de l'hypophyse doit se traduire par la mise au repos des ovaires : aucune image folliculaire ne doit être visible et le niveau d'estradiol dans le sang doit être très faible. Lorsque ces conditions sont remplies, l'administration quotidienne de l'agoniste est poursuivie et une injection de FSH (Gonal-F[R], par exemple) est ajoutée au programme quotidien. Après quelques jours de stimulation, une prise de sang quotidienne s'impose pour suivre l'augmentation du niveau de l'estradiol et, éventuellement, ajuster les doses de Gonal-F[R].
Le plus souvent, la première échographie est prévue après au moins 6 jours de stimulation. Plus tôt, elle serait inutile, car la très petite taille des follicules (quelques millimètres seulement) fournirait peu d'informations. Le jour de la première échographie, les résultats de l'examen des ovaires (nombre et taille des follicules) associés au dosage de l'estradiol donnent une estimation correcte du degré de maturité des follicules et sont parfois l'occasion d'adapter, une

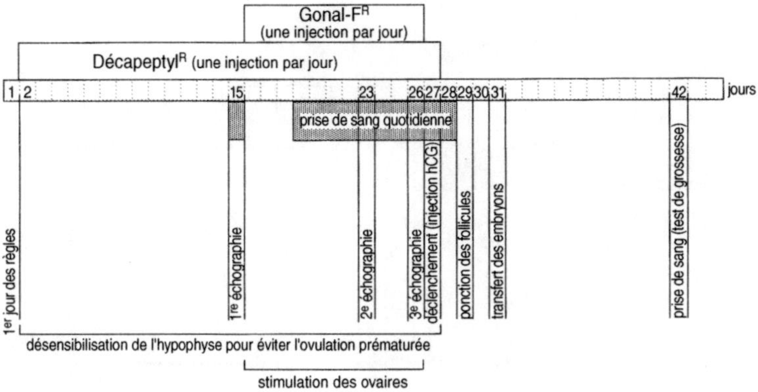

***Figure* 11**

Les étapes d'un protocole long

Les repères chronologiques de ce schéma (jour des échographies, jour du déclenchement...) sont donnés à titre d'exemple. Ils varient selon la réponse ovarienne de chaque femme.

nouvelle fois, la quantité de Gonal-F^R injectée. Après quelques jours supplémentaires de traitement, une nouvelle échographie est fréquemment demandée. Elle vise à confirmer la bonne croissance des follicules. Lorsque les images échographiques et les dosages d'estradiol sont satisfaisants, l'injection d'hCG est programmée pour déclencher l'ovulation et organiser, deux jours plus tard, la ponction des follicules. La durée de ce protocole, de la première injection de Décapeptyl^R à l'injection d'hCG, est en moyenne d'un mois.

Le protocole « court » : FSH + antagoniste du GnRH + hCG

À la différence du premier, ce deuxième protocole démarre le deuxième jour des règles par une injection quotidienne de FSH (Puregon^R, par exemple).
Dès les premiers jours du traitement, une prise de sang quotidienne est demandée pour doser l'estradiol, mais également la LH, dans la mesure où rien n'a encore été prescrit pour mettre l'hypophyse au repos et l'empêcher de déclencher l'ovulation.
Comme pour le premier protocole, la surveillance de l'estradiol est destinée à suivre la réponse ovarienne et à éventuellement adapter la quantité de Puregon^R injectée.

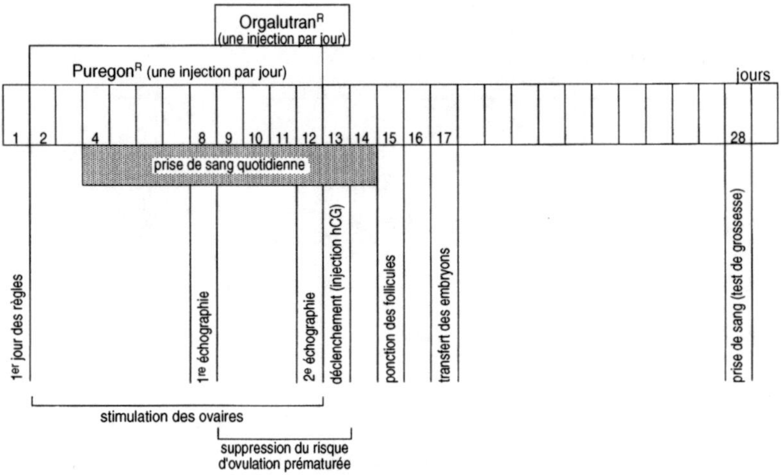

Figure 12

Les étapes d'un protocole court

Les repères chronologiques de ce schéma (jour des échographies, jour du déclenchement...) sont donnés à titre d'exemple. Ils varient selon la réponse ovarienne de chaque femme.

Le suivi, jour après jour, de la LH a pour objectif de repérer et prévenir toute augmentation du niveau de cette hormone qui annoncerait la survenue d'une ovulation précoce. Environ 5 à 6 jours après le début du traitement, la première échographie permet de faire le point sur le nombre et surtout sur la taille des follicules. Lorsque le diamètre des plus grosses images observées atteint un certain seuil, le risque d'une ovulation spontanée devient réel et impose l'injection d'un antagoniste du GnRH (Orgalutran®, par exemple). En renouvelant cette injection tous les jours, le risque disparaît et la stimulation des ovaires avec le Puregon® peut se poursuivre. Comme pour le protocole « long », l'injection d'hCG est décidée en fonction des données échographiques et des dosages d'estradiol. La ponction des follicules est également organisée dans les mêmes conditions, soit environ 35 heures après le déclenchement.

La durée de ce protocole « court », de la première injection de Puregon® à l'injection d'hCG, est en moyenne de 12 jours.

Les interruptions de traitement

Malgré les progrès réalisés ces dernières années, les traitements de stimulation n'apportent pas toujours les résultats attendus. Dans environ 10 % des cas, les traitements de stimulation doivent être interrompus avant le déclenchement de l'ovulation.

Dans certaines situations, la réponse excessive des ovaires à l'administration de FSH expose à un risque d'hyperstimulation et impose l'arrêt du traitement. Dans d'autres cas, beaucoup plus nombreux, la réponse est trop faible pour espérer pouvoir recueillir des ovocytes fécondables. Dans les deux cas, la décision du médecin est, de façon prévisible, toujours mal vécue par le couple qui avait investi beaucoup d'espoir et d'énergie dans la tentative. Le rôle de l'équipe médicale est, là, déterminant pour expliquer les raisons de l'arrêt du traitement et pour envisager, avec le couple, l'attitude à adopter pour l'avenir.

Si, lors d'une tentative, la réponse ovarienne est insuffisante, un changement de protocole ou une modification des dosages sont souvent proposés aux patients qui souhaitent bénéficier d'une nouvelle tentative. Une mauvaise réponse ovarienne au cours d'un traitement ne se reproduira pas obligatoirement au cours d'une tentative ultérieure.

Les effets secondaires des traitements

Comme tous les médicaments, les produits utilisés lors d'un cycle de stimulation ont des effets secondaires. Les médicaments actifs sur l'hypophyse (agonistes et antagonistes du GnRH) peuvent occasionner des petits saignements, des bouffées de chaleur, des maux de tête et des réactions locales au point d'injection (douleurs, rougeurs). L'apparition de ces effets n'est pas systématique et leur intensité varie d'une patiente à l'autre.

Le principal effet secondaire de la FSH est le risque d'hyperstimulation ovarienne. Une réponse exagérée des ovaires se traduit par des douleurs dans le bas du ventre, des ballonnements parfois associés à des nausées. Dans les cas sévères, mais heureusement très rares, l'hyperstimulation ovarienne peut s'accompagner de difficultés respiratoires, d'un épanchement abdominal et de troubles de la coagulation.

Dans la grande majorité des cas, les effets de la stimulation disparaissent spontanément dans les quelques jours qui suivent la ponction folliculaire. Lorsqu'ils persistent, la patiente doit contacter le médecin qui jugera de la conduite à tenir.
Parmi les autres effets secondaires de la FSH injectée, des douleurs et des rougeurs au point d'injection ont été rapportées sans nécessiter toutefois de soins particuliers, ni surtout conduire à l'interruption du traitement.
Enfin, comme tous les médicaments d'utilisation relativement récente, les effets à long terme des produits utilisés lors d'une tentative de FIV ne sont pas connus. Depuis plusieurs années, la question de l'influence des traitements de stimulation sur le risque de cancer de l'ovaire se pose de façon régulière. Sans fournir de réponse définitive, une enquête récente rapporte qu'aucune étude n'a pu montrer d'effet convaincant de l'utilisation des traitements hormonaux de l'infertilité sur le risque de cancer de l'ovaire.
Il faut cependant rester vigilant et rappeler à toutes les patientes la nécessité d'un suivi gynécologique régulier.

La ponction des follicules et le recueil des ovocytes

Environ 35 heures après l'injection d'hCG, la ponction des follicules est réalisée, au bloc opératoire, le plus souvent sous anesthésie locale ou générale. Après avoir installé la patiente en position gynécologique, le médecin ponctionne chaque follicule grâce à une aiguille adaptée sur la sonde endovaginale d'échographie. Les ovaires, alourdis par leurs follicules, sont situés juste derrière le vagin et sont donc bien visibles sur l'écran de l'échographe. En piquant à travers la paroi vaginale, le gynécologue guide la pointe de l'aiguille au milieu de chaque image folliculaire et en aspire le contenu dans une seringue. Dans les quelques millilitres de liquide jaune clair collecté se trouve très probablement un ovocyte. La même opération est répétée pour tous les follicules de chaque ovaire.

Dans la plupart des cas, la salle de ponction et le laboratoire de FIV sont séparés par une cloison percée d'une ouverture. À travers ce « passe-plat », chaque seringue remplie est immédiatement confiée au biologiste. Sous une loupe, il en examine le contenu et, seringue après seringue, informe le gynécologue du nombre d'ovocytes recueillis (voir « La rencontre des gamètes au laboratoire », p. 131).
Si le laboratoire n'est pas situé au même étage ou s'il est dans une autre structure, les seringues sont transportées à 37 °C dans une boîte isotherme.
La grande majorité des centres d'AMP propose aux patientes une anesthésie locale ou générale pour la ponction folliculaire. Pour bénéficier d'une anesthésie générale, un bilan anesthésique préalable est nécessaire. Il comporte une consultation médicale et un bilan sanguin de coagulation. L'anesthésie générale pratiquée pour la ponction consiste, le plus souvent, en l'injection par voie veineuse de produits hypnotiques et antalgiques. Ce type d'anesthésie générale ne réclame pas une intubation de la trachée, comme c'est le cas pour des interventions chirurgicales plus lourdes. Cependant, il s'agit d'une véritable anesthésie et un bilan préalable datant de moins d'un an est très souvent demandé. Pour une anesthésie locale, aucun bilan préalable n'est exigé dans la mesure où, comme chez le dentiste, l'injection de produit anesthésiant est pratiquée au voisinage du site de l'intervention.
En pratique, la ponction folliculaire nécessite une journée d'hospitalisation lorsqu'il y a une anesthésie générale. Dans le cas d'une anesthésie locale, la patiente quitte le service quelques heures après l'intervention.
À l'heure programmée le jour de l'injection d'hCG, le couple se présente dans le service de gynécologie. Pour bénéficier d'une anesthésie générale, la patiente à jeun doit apporter sa carte de groupe sanguin et son bilan de coagulation. Pour les anesthésistes, être à jeun signifie très précisément : ne pas boire (même un petit verre d'eau), ne pas manger et ne pas fumer pendant les 10 heures qui précèdent l'intervention. Si, malgré ces recommandations, le jeûne n'a pas été totalement respecté, il est important d'en avertir l'anesthésiste dès l'arrivée. L'intervention ne serait pas annulée, mais probablement retardée. Cependant, si un report de quelques heures s'imposait pour permettre l'anesthésie générale, il exposerait, de façon non

négligeable, au risque d'ovulation et les ovocytes ne pourraient donc plus être prélevés.
À son arrivée dans le service, le couple est pris en charge par une infirmière. Elle s'assure de l'identité du couple et l'installe dans une chambre. Après s'être déshabillée, la patiente enfile souvent une tenue fournie par l'hôpital ou la clinique. Elle est alors conduite jusqu'au bloc opératoire. Si la ponction folliculaire, d'une durée approximative de 20 minutes, est réalisée sous anesthésie générale, la patiente reste 2 heures en salle de réveil après l'intervention. Elle est ensuite reconduite allongée dans sa chambre. En général, la permission de boire est accordée 3 ou 4 heures après la sortie du bloc opératoire.
Après l'intervention, le couple est informé du nombre d'ovocytes fécondables recueillis. Lorsque les ovaires ont répondu de façon satisfaisante au traitement de stimulation, en moyenne 8 à 10 ovocytes peuvent être prélevés. Toutefois, un nombre inférieur ne constitue pas obligatoirement un obstacle au succès de la tentative. L'expérience serait même en faveur du contraire : plus les ovocytes sont nombreux (parfois plus de 20), plus le risque d'une qualité insuffisante est important. L'expression populaire « ni trop, ni trop peu » donne une image assez juste du nombre d'ovocytes attendus à l'issue de la ponction.
Dans certains cas, heureusement très exceptionnels, aucun ovocyte fécondable n'est recueilli à l'issue de l'intervention. Deux situations peuvent se rencontrer : soit les images ponctionnées ne sont pas des follicules, mais des kystes fonctionnels qui ne contiennent pas d'ovocyte, soit les quelques ovocytes prélevés sont immatures et ne peuvent donc pas être fécondés. Qu'il s'agisse de l'une ou l'autre de ces situations, elles sont, d'une façon évidente et prévisible, toujours mal vécues par le couple à un stade déjà avancé de la tentative. Lorsque les ovaires ne répondent pas correctement à la stimulation, l'arrêt du traitement avant le déclenchement de l'ovulation est destiné à limiter ce risque de ponction « blanche ».
Après l'intervention, le gynécologue interroge souvent la patiente sur d'éventuelles douleurs abdominales. Plus que la ponction elle-même, c'est la stimulation des ovaires et leur augmentation de volume qui sont, dans la plupart des cas, à l'origine de ces douleurs,

très variables d'une patiente à l'autre. Chez les patientes dont les ovaires sont douloureux, l'association de médicaments antispasmodiques (Spasfon[R]...) et de paracétamol (Dafalgan[R], Doliprane[R]...) donne souvent de bons résultats. En revanche, l'usage de l'aspirine et d'anti-inflammatoires est fortement déconseillé.

Lorsque la ponction a lieu le matin sous anesthésie générale, la sortie du service, en fin d'après-midi, n'est possible qu'après le passage de l'anesthésiste. Il s'assure du réveil et de la vigilance de la patiente et rappelle l'interdiction de conduire un véhicule après une anesthésie générale.

Comme tout geste chirurgical, la ponction folliculaire expose à de très rares complications. Malgré la compétence de l'opérateur et les sévères conditions d'asepsie du bloc opératoire, un germe peut s'introduire dans l'organisme et être à l'origine d'une infection. Bien que cette complication soit tout à fait exceptionnelle après une ponction, un épisode de fièvre accompagné de troubles intestinaux dans les heures qui suivent l'intervention impose de consulter un médecin.

Le recueil des spermatozoïdes

À l'issue du bilan réalisé avant la tentative, les caractéristiques du sperme et les données féminines déterminent le type de prise en charge proposé au couple : soit une FIV conventionnelle, soit une FIV avec micro-injection de spermatozoïde, c'est-à-dire une FIV-ICSI. Pour ces deux techniques, les spermatozoïdes du conjoint doivent être disponibles le jour de la ponction des follicules.

Si le sperme éjaculé contient des spermatozoïdes, le prélèvement est réalisé le matin de la ponction, dans des conditions identiques à celles du spermogramme. L'identité complète du patient (nom, prénom, date de naissance et numéro de dossier) figure sur le réceptacle contenant le sperme qui est confié au laboratoire de FIV (voir « La rencontre des gamètes au laboratoire », p. 131). Pour des raisons évidentes, le biologiste n'accepte que les prélèvements

clairement identifiés et ne tolère qu'à titre exceptionnel le recueil à domicile.
Lorsqu'un patient anxieux rencontre des difficultés importantes pour prélever son sperme et craint surtout de ne pas être capable d'y parvenir le jour J, une cryopréservation des spermatozoïdes est proposée avant la tentative. Il s'agit de conserver des spermatozoïdes qui pourront être utilisés en cas de « panne » le jour de la ponction. Cette solution de secours rassure les patients qui, très souvent, réussissent un recueil le jour dit.

Lorsque le sperme éjaculé ne contient pas de spermatozoïdes, la situation impose le recours à la chirurgie pour le recueil des gamètes dans les voies génitales. L'intervention, programmée de longue date, est pratiquée par un urologue, sous anesthésie générale. Elle réclame un bilan anesthésique préalable comparable à celui de la patiente et impose les mêmes contraintes. L'interdiction de conduire un véhicule s'appliquant alors aux deux conjoints en fin de journée, il est nécessaire de demander l'aide d'une troisième personne pour assurer le retour au domicile.
Devant une azoospermie, la ponction chirurgicale du canal déférent, de l'épididyme ou la biopsie de testicule permet souvent le recueil de spermatozoïdes, même en faible nombre. Cependant, les gamètes prélevés dans l'appareil génital masculin ne sont pas toujours mobiles et cette immobilité peut diminuer les chances de succès de la FIV-ICSI.
À l'issue de l'intervention, les spermatozoïdes sont apportés au laboratoire dans un petit tube et confiés au biologiste (voir « La rencontre des gamètes au laboratoire », p. 131). L'identité du patient qui figure sur le tube est vérifiée et le niveau de l'intervention précisément noté. Lorsque les caractéristiques du prélèvement chirurgical sont satisfaisantes, la cryopréservation d'une partie des spermatozoïdes recueillis est systématiquement proposée au patient. Si une autre tentative de FIV devait être envisagée, l'existence de paillettes de spermatozoïdes congelés éviterait une deuxième ponction chirurgicale.

La rencontre des gamètes au laboratoire

L'arrivée des gamètes au laboratoire inaugure la période biologique de la tentative de FIV. Cette étape dure en général trois à quatre jours.

La recherche et la mise en culture des ovocytes (1er jour)

Chaque seringue de ponction folliculaire confiée au biologiste est immédiatement vidée dans une petite boîte transparente sous le contrôle d'une loupe. Dans le liquide folliculaire, l'ovocyte apparaît enveloppé d'un gros nuage de cellules (voir figure 6, p. 36) qui rend difficile l'examen de la qualité ovocytaire. Toutefois, les ovocytes atrétiques, reconnaissables à leurs sévères anomalies morphologiques, ne sont pas fécondables et ne sont donc pas conservés. Les autres sont transférés au fur et à mesure dans du milieu de culture et placés dans une étuve à 37 °C. Pendant leur séjour au laboratoire, les ovocytes sont hébergés dans une boîte de culture appelée boîte 4 puits en raison de sa forme. Chaque puits, rempli de milieu de culture, peut accueillir plusieurs ovocytes. Avant de déposer le premier ovocyte dans la boîte, le biologiste y inscrit de façon très lisible le nom du couple.
Après leur mise en culture, les ovocytes patientent quelques heures à 37 °C avant de rencontrer les spermatozoïdes.
Si une FIV-ICSI est prévue, les ovocytes bénéficient d'un traitement particulier. Pour pouvoir réaliser l'injection du spermatozoïde dans l'ovocyte avec précision, le nuage de cellules doit être éliminé. Après un court séjour dans une solution enzymatique qui dissocie et éparpille ce nuage, les ovocytes sont prêts pour la FIV-ICSI.

La préparation des spermatozoïdes (1er jour)

Dès son arrivée au laboratoire, le prélèvement est placé dans une étuve pour faciliter la liquéfaction du sperme et permettre l'examen

au microscope. L'évaluation du nombre et de la mobilité des spermatozoïdes est importante pour confirmer le choix de la technique utilisée (FIV ou FIV-ICSI).
Dans le sperme, les spermatozoïdes sont en suspension dans le liquide séminal et ne sont pas encore tout à fait prêts pour assurer la fécondation. Habituellement, les voies génitales féminines sont chargées de les préparer en sélectionnant d'abord les plus mobiles et ensuite en modifiant notamment leur mouvement pour les rendre aptes, le moment venu, à féconder l'ovocyte.
Au laboratoire, les spermatozoïdes sont préparés à la fécondation grâce à la méthode du gradient de densité (voir bilan masculin). Après une succession de lavages et de centrifugations, un groupe de spermatozoïdes mobiles est finalement constitué pour rencontrer l'ovocyte. Leur nombre avait déjà été évalué pendant le bilan pour déterminer la technique de FIV la mieux adaptée à la situation masculine. En règle générale, pour envisager une FIV conventionnelle, il faut pouvoir réunir un à deux millions de spermatozoïdes mobiles. Dans le cas des oligoasthénospermies sévères, cette condition ne peut pas être remplie et le recours à la FIV-ICSI est envisagé.
Pour les prélèvements chirurgicaux, la préparation des gamètes est similaire. De façon systématique, la FIV-ICSI est proposée pour compenser le faible nombre et parfois l'immobilité des spermatozoïdes recueillis dans l'appareil génital masculin.

La rencontre des gamètes au cours d'une FIV conventionnelle (1er jour)

Dans l'organisme féminin, l'ovocyte et les spermatozoïdes se retrouvent dans la trompe. Au laboratoire, les conditions de rencontre à l'intérieur de la boîte de culture sont proches : environ 50 000 spermatozoïdes mobiles sont déposés autour de chaque ovocyte recueilli. Immédiatement après, la boîte de culture contenant les ovocytes et les spermatozoïdes retourne dans l'étuve à 37 °C jusqu'au lendemain matin. À l'abri de la lumière, au chaud dans un milieu liquide nutritif, les gamètes bénéficient de toutes les conditions favorables pour réussir la fécondation.

La rencontre des gamètes au cours d'une FIV-ICSI (1er jour)

Pour réaliser l'injection d'un spermatozoïde dans l'ovocyte, il faut disposer d'un puissant microscope équipé de deux micromanipulateurs qui reproduisent à l'échelle de la cellule les mouvements de l'opérateur. Ces deux dispositifs, situés de part et d'autre du microscope, commandent le mouvement de deux aiguilles de verre appelées micropipettes. La première aspire légèrement l'ovocyte pour l'immobiliser pendant l'injection. La seconde micropipette a une double mission. Dans un premier temps, elle stoppe le spermatozoïde sélectionné en appuyant fermement sur son flagelle, puis elle

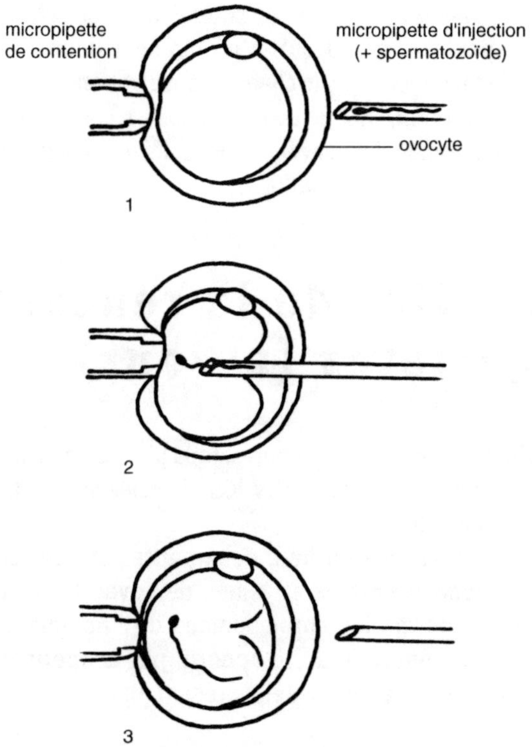

Figure 13
La micro-injection du spermatozoïde dans l'ovocyte (FIV-ICSI)

l'aspire pour venir, dans un deuxième temps, l'injecter doucement à l'intérieur de l'ovocyte (voir figure 13, p. 133). Malgré sa taille volumineuse, l'ovocyte est une cellule fragile qui ne résiste pas toujours à l'intrusion de la micropipette et environ 10 % des ovocytes sont lésés au moment de l'injection.
En déposant ainsi le spermatozoïde au milieu de l'ovocyte, le biologiste organise, à l'échelle cellulaire, la rencontre des gamètes. Pour toutes les équipes, le choix du spermatozoïde répond toujours à deux critères. Le premier est absolu : le spermatozoïde choisi doit bouger, même faiblement, car la vitalité exprimée par le mouvement est indispensable au succès de la tentative. Le deuxième critère est relatif : le spermatozoïde ne doit pas présenter d'anomalies morphologiques trop importantes, car elles sont parfois synonymes d'anomalies chromosomiques. Malgré ces critères de choix, c'est probablement une part de hasard qui, à un moment donné, place le candidat à la fécondation dans le champ d'observation du biologiste.
À la fin de l'intervention, chaque ovocyte a donc accueilli un spermatozoïde. Comme pour la FIV conventionnelle, ils regagnent alors l'incubateur jusqu'au lendemain matin.

Le résultat de la rencontre des gamètes (2e jour)

Le lendemain matin, entre 8 et 9 heures, tous les ovocytes inséminés (FIV conventionnelle) ou injectés (FIV-ICSI) la veille sont l'objet d'un examen individuel attentif.
Lorsque la fécondation a eu lieu, deux petites structures circulaires sont nettement visibles au milieu de l'ovocyte. Chacun de ces éléments renferme les chromosomes de l'homme et de la femme : le noyau masculin a été apporté par le spermatozoïde fécondant, le noyau féminin, déjà présent dans l'ovocyte, est devenu visible.
En revanche, l'absence des noyaux est, presque toujours, synonyme d'échec. Toutefois, dans l'éventualité d'une fécondation tardive, les ovocytes sont systématiquement réexaminés en fin de matinée.

Tous les ovocytes fécondés (encore appelés zygotes) sont transférés dans une autre boîte de culture contenant un nouveau milieu, mieux adapté à leur développement. Ils retournent ensuite dans l'incubateur (37 °C) jusqu'au lendemain matin. Au cours de cette nouvelle journée, dans chaque zygote, les chromosomes des deux noyaux s'assemblent. La cellule unique du zygote entame alors une première division et donne naissance à deux cellules identiques : le zygote est devenu embryon.

En règle générale, à la fin de la 2e journée, la plupart des zygotes sont devenus des embryons à 2 cellules. Dans la plupart des centres, c'est le moment choisi pour informer le couple, par téléphone, du résultat de la rencontre des gamètes.

Lorsque la fécondation a eu lieu, le biologiste organise avec le couple le rendez-vous pour le transfert embryonnaire, en général le lendemain (3e jour) ou le surlendemain (4e jour).

Dans le cas d'une mauvaise nouvelle, le biologiste décrit les difficultés biologiques rencontrées et, dans la mesure du possible, expose la ou les causes probables de l'échec de fécondation. Ces explications scientifiques semblent bien dérisoires face à la détresse des couples. Cependant, si les patients envisagent une nouvelle tentative, tous ces éléments seront pris en compte pour éviter la survenue d'un nouvel échec. Compte tenu des circonstances, l'entretien téléphonique avec le biologiste, toujours difficile pour le couple, doit être complété par une consultation pour faire à nouveau le point et envisager l'avenir. Si les conditions médicales sont réunies et si les patients confirment leur volonté de recommencer, un nouveau traitement ne sera pas programmé avant deux ou trois mois. Ce délai est recommandé pour laisser aux ovaires le temps de se reposer avant une nouvelle stimulation. Ces quelques semaines peuvent également donner au couple la possibilité de retrouver l'énergie nécessaire pour entreprendre une nouvelle tentative.

La fécondation anormale représente une situation d'échec particulière qui concerne rarement tous les ovocytes. Le plus souvent, elle se traduit par la présence de 3 ou 4 noyaux dans le zygote. Cette anomalie, facile à repérer, est la conséquence de l'entrée simultanée de deux ou trois spermatozoïdes dans l'ovocyte. Ces zygotes anormaux ne sont jamais transférés dans l'utérus.

Le transfert des embryons dans l'utérus (3e ou 4e jour)

Pour le couple, cette étape de la tentative a une importance particulière car, de façon beaucoup plus concrète, elle le rapproche de la grossesse. Après une période souvent difficile, le succès de la fécondation a renforcé l'espoir de parvenir au but, même si le chemin est encore long et semé d'embûches.

Le développement des embryons au laboratoire

Les progrès réalisés dans la fabrication des milieux de culture autorisent désormais la culture prolongée des embryons. En théorie, un ovocyte fécondé peut se développer au laboratoire pendant 5 à 6 jours pour atteindre, par divisions successives, le stade du blastocyste. Le transfert embryonnaire devrait donc être réalisé au moins 5 jours après la fécondation pour laisser le temps aux embryons de se développer et d'atteindre le stade où ils peuvent s'implanter dans l'utérus.
En pratique, à peine la moitié des ovocytes fécondés sont capables d'atteindre cette étape et la majorité des équipes réalisent le transfert des embryons 2 ou 3 jours après la ponction.
Le troisième jour, les embryons divisés apparaissent, le plus souvent, constitués de quatre cellules. Malgré la ressemblance presque parfaite des ovocytes inséminés ou injectés, les embryons sont rarement tous semblables. La forme des cellules, leur taille, la présence de petits fragments sont autant d'éléments qui permettent de décrire précisément chacun des embryons obtenu par le couple.

Le choix des embryons transférés

D'un façon générale, au cours d'une tentative de FIV, les chances de grossesse obéissent à un principe apparemment simple : plus les embryons déposés dans l'utérus sont nombreux, plus les chances de débuter une grossesse sont importantes. Lorsqu'un seul embryon est transféré, les chances de grossesse sont d'environ 10 %. Elles sont de 15 à 20 % si deux embryons sont transférés et se situent entre 25 et 30 % pour 3 embryons.

Mais, cette approche théorique a sa propre limite, car plus les embryons transférés sont nombreux et plus le risque de grossesse multiple est élevé.

Au cours de l'entretien qui précède chaque transfert, le couple définit avec le gynécologue et le biologiste le nombre d'embryons qui seront déposés dans l'utérus. Cette discussion a pour but de trouver le point d'équilibre entre un maximum de chances de grossesse et un risque minimal de grossesse multiple. En pratique, cette attitude conduit la majorité des centres à ne pas transférer plus de 3 embryons.

« Le nombre d'embryons à transférer doit être discuté conjointement entre le couple, le clinicien et le biologiste. Ce nombre dépend de l'aspect des embryons, de l'âge de la patiente et de ses antécédents. Il doit être autant que possible limité à deux. Au-delà, les raisons doivent être justifiées dans le dossier médical. » Arrêté du 12 janvier 1999 relatif aux règles de bonnes pratiques cliniques et biologiques en assistance médicale à la procréation.

De manière prévisible, le « risque » minimal de grossesse multiple est apprécié de façon différente par chaque couple et par l'équipe médicale.

Pour les médecins, en dehors de contre-indications médicales, le transfert de 3 embryons dans l'utérus peut être envisagé pour augmenter les chances de grossesse. Toutefois, à chaque transfert de 3 embryons, les risques importants de prématurité et leurs éventuelles conséquences sur le devenir des enfants, les risques obstétricaux propres à la grossesse multiple sont clairement exposés. Toutes ces informations ont déjà été données pendant la consultation et au cours de l'entretien avec le biologiste, mais elles prennent tout leur sens à l'heure de la décision.

Dans la mesure où plusieurs embryons ont pu être obtenus, le couple se trouve très souvent confronté à un choix difficile : transférer

3 embryons pour avoir le maximum de chances de succès, tout en s'exposant à un risque de grossesse triple, ou bien échapper à ce risque en transférant seulement 2 embryons, mais en diminuant alors les chances de grossesse.
Plusieurs facteurs sont pris en compte pour déterminer le nombre d'embryons transférés :

L'âge de la femme

Les chances de grossesse diminuant avec l'âge, un transfert de 3 embryons est fréquemment envisagé chez les femmes de 40 ans. En revanche, chez une femme plus jeune, le nombre d'embryons est presque toujours limité à 2, surtout s'il s'agit d'un premier transfert.

La morphologie embryonnaire

Par expérience, il est admis que les embryons formés de cellules régulières, de tailles identiques ont plus de chances de s'implanter que les embryons dont les cellules sont de forme et de taille irrégulières. Cependant, la Nature invite de temps en temps le biologiste à plus de modestie en permettant à un embryon aux formes irrégulières de s'implanter pour donner naissance à un beau bébé en parfaite santé !
Lorsque le couple a obtenu un nombre d'embryons important, il est parfois difficile de déterminer le ou les meilleurs candidats à l'implantation. Dans ce cas, le transfert est fréquemment réalisé le quatrième jour. Pendant cette journée supplémentaire au laboratoire, des différences apparaissent spontanément entre les embryons. Les plus réguliers d'entre eux qui peuvent compter 6, voire 8 cellules, sont transférés dans l'utérus.
Pour respecter, au plus près, les conditions physiologiques, de nombreux centres laissent les embryons se développer in vitro jusqu'au stade blastocyste, soit 5 à 6 jours après la fécondation, avant de les transférer. Malgré les progrès réalisés dans les techniques de culture embryonnaire (milieux spécifiques, incubateurs sophistiqués...), moins de la moitié des embryons parvient à ce stade avancé de développement. Après plusieurs transferts sans succès, cette procédure de culture prolongée peut être proposée pour augmenter les chances de grossesse.

Le rang de la tentative

L'attitude du couple et de l'équipe médicale est différente selon le nombre et le résultat des transferts déjà réalisés. Sans préjuger de la grande diversité des situations rencontrées, la prudence conduit à ne pas transférer plus de 2 embryons chez les femmes jeunes au cours d'une première tentative ou lorsque le transfert précédent a permis d'obtenir une grossesse.
Par contre, des échecs antérieurs sont plutôt en faveur d'un transfert de 3 embryons qui pourra augmenter les chances de succès. Pour les couples confrontés à plusieurs échecs, le risque de grossesse multiple, même s'il est toujours rappelé par l'équipe médicale, demeure très théorique et constitue rarement un obstacle à la décision.
Finalement, en concertation avec chaque couple, le nombre d'embryons transférés est déterminé en fonction de plusieurs éléments (âge de la patiente, qualité des embryons, rang de la tentative, éléments du dossier médical...) pour réunir le plus de chances de grossesse tout en limitant au maximum le risque de grossesse multiple.

Le transfert des embryons dans l'utérus

Le transfert d'embryons est un geste médical rapide et indolore, réalisé sans anesthésie. La femme en position gynécologique, le médecin introduit à travers le col de l'utérus un tube très fin, appelé cathéter, où les embryons sont à l'abri dans une goutte de milieu de culture. Une petite pression sur la seringue reliée au cathéter fait glisser doucement les embryons dans la cavité utérine. Après le transfert, la patiente peut se lever et reprendre une vie normale. Malgré la demande parfois formulée par le couple, l'arrêt de travail systématique n'est pas justifié. En revanche, le jour du transfert, les ovaires peuvent encore se plaindre des efforts accomplis pendant le traitement de stimulation. Ces douleurs, parfois incompatibles avec la vie professionnelle, peuvent naturellement amener le médecin à prescrire une période de repos.
Après le transfert embryonnaire, de retour au domicile, il est inutile de s'imposer un mode de vie particulier pour augmenter les chances de grossesse. La crainte de perturber l'implantation de l'embryon conduirait beaucoup de femmes à rester allongée dans

l'attente du résultat et beaucoup d'hommes à prendre totalement en charge la vie quotidienne du foyer. Si une plus équitable répartition des tâches ménagères constitue certainement un facteur d'harmonie conjugale, le bénéfice pour les chances de grossesse d'un repos forcé n'a jamais été démontré. En pratique, les recommandations de l'équipe médicale sont minimes et le bon sens des patients leur interdit spontanément la pratique du saut à l'élastique ou la traversée du département en véhicule tout-terrain après le transfert embryonnaire.

À ce jour, aucune étude n'a pu établir de lien entre le mode de vie du couple, dans les limites raisonnables évoquées, et les chances de grossesse. L'attente du test de grossesse constitue une période suffisamment pénible pour ne pas essayer d'en atténuer la lourdeur en évacuant le stress par exemple dans des activités sportives douces.

L'implantation d'un embryon formé de quelques cellules ne se produit pas immédiatement après son transfert dans l'utérus. Pendant quelques jours, totalement indifférent à l'activité physique habituelle de la patiente, il poursuit ses divisions en se déplaçant à l'intérieur de ce milieu clos aux dimensions extrêmement réduites. Pour se nicher dans la muqueuse utérine, l'embryon devenu blastocyste doit bénéficier de conditions physiologiques favorables difficiles à améliorer. L'arrêt du tabac, pendant cette période d'attente du résultat, est certainement très difficile, mais peut constituer un facteur favorisant qui ne doit pas être sous-estimé. Cette sage décision pourrait d'ailleurs être prise beaucoup plus tôt, car les effets du tabagisme sur la fertilité sont aujourd'hui clairement établis.

La congélation des embryons surnuméraires

Tous les embryons obtenus à l'issue d'une tentative de FIV ne pouvant pas être déposés dans l'utérus, la majorité des centres proposent aux couples de congeler les embryons qui ne sont pas transférés. Dès les débuts de la FIV, il a été montré que l'embryon humain pouvait être conservé intact dans l'azote liquide (– 196 °C). La période « d'hibernation » peut durer plusieurs années sans conséquences pour le développement futur de l'embryon. Depuis la naissance de Zoe en 1984 à Melbourne, des milliers d'enfants en bonne santé, issus d'embryons congelés, sont nés à travers le monde.

Pour résister à la congélation, l'embryon formé en grande partie d'eau doit subir un traitement préalable qui consiste, schématiquement, à remplacer l'eau des cellules par un antigel biologique. Cette procédure évite la formation de cristaux de glace qui abîmeraient l'embryon. La technique de congélation a cependant ses limites : seuls les embryons dont le développement est satisfaisant (nombre et forme des cellules) peuvent en bénéficier. Les embryons qui se divisent tardivement ou ceux dont les cellules sont de forme irrégulière sont trop fragiles et seraient endommagés au cours de la congélation. Malgré ces critères rigoureux, environ 30 % des embryons ne sortent pas indemnes de la congélation et ne peuvent pas être transférés.
Lorsque les embryons subissent avec succès toutes les étapes de congélation et de décongélation, ils sont transférés dans l'utérus au cours d'un cycle faiblement stimulé. Le traitement hormonal mis en place est destiné à repérer le meilleur moment pour déposer ces embryons dans l'utérus. Juste avant le transfert, les embryons sont sortis de leur hibernation, réchauffés et libérés de leur antigel biologique. La réalisation du transfert est alors identique à celle évoquée pour les embryons « frais » et la période qui suit n'exige pas d'attitudes particulières.
Chaque couple est libre d'accepter ou de refuser la congélation proposée par l'équipe médicale. Si le couple souhaite avoir recours à cette technique, la réglementation en vigueur lui impose d'y consentir par écrit après avoir reçu une information détaillée sur les dispositions légales. La loi fixe à 5 ans la durée maximum de conservation des embryons congelés. Pendant cette période, les couples sont interrogés chaque année par courrier sur leur projet concernant leurs embryons congelés. Si le couple souhaite prolonger la conservation de ses embryons, il doit régler les frais annuels de cryopréservation (environ 41 euros). Dans le cas d'une séparation ou lorsqu'une naissance a permis au couple de réaliser son projet parental, il existe pour les embryons congelés deux possibilités : l'arrêt de conservation, c'est-à-dire leur destruction, ou leur accueil par un autre couple.
Pour des raisons religieuses ou éthiques, un couple peut refuser d'obtenir un nombre d'embryons supérieur à celui qui sera transféré dans l'utérus. Pour ne pas être confronté à un choix entre plusieurs

embryons ou parce qu'il refuse la congélation embryonnaire, le couple demande à l'équipe médicale de n'inséminer (FIV conventionnelle) ou de n'injecter (FIV-ICSI) que 2 ou 3 ovocytes parmi tous les ovocytes recueillis. L'augmentation du risque d'échec de la tentative sera, dans ce cas, clairement évoquée par l'équipe pour permettre au couple de prendre sa décision en toute connaissance de cause.

Le test de grossesse

La prise de sang pour le test de grossesse est réalisée, en général, onze à douze jours après le transfert embryonnaire. Il est inutile d'être à jeun pour ce dosage quantitatif de l'hormone de grossesse, la βhCG. En pratique, le laboratoire d'analyses médicales rend le résultat dans la journée sous la forme d'une valeur exprimée en unités internationales. Même si la valeur est positive (supérieure à 5), il est encore trop tôt pour crier victoire, car le premier dosage n'est jamais suffisant et la prise de sang doit être renouvelée tous les deux jours. En théorie, une quantité de βhCG qui double à chaque dosage est en faveur d'une évolution favorable. En revanche, si le premier résultat est négatif, l'implantation n'a pas eu lieu et le retour des règles survient alors fréquemment dans les jours suivants. Si ce n'est pas le cas, un nouveau test sera réalisé quelques jours plus tard.
Dans certains cas, des petites pertes de sang sont visibles avant le premier test de grossesse. Il s'agit, la plupart du temps, du début des règles et de l'annonce d'une mauvaise nouvelle. Il peut donc sembler cruel d'imposer à ces femmes la réalisation du test de grossesse prévu. Le médecin doit cependant connaître précisément le résultat du transfert embryonnaire pour prévenir une éventuelle complication de la grossesse.
Un test biologique positif doit toujours être confirmé par une échographie. Cet examen, programmé environ un mois après le transfert embryonnaire, est destiné à vérifier l'implantation intra-utérine de la grossesse et à déterminer le nombre d'embryons présents.

9
Les résultats de la FIV

Quelles sont nos chances d'avoir un enfant ? Telle est la seule et légitime question posée par chaque couple engagé dans une tentative de FIV. Si la question est bien commune à l'ensemble des couples, la réponse ne saurait être la même pour chacun d'entre eux. En raison de leurs différences (origine de l'infertilité, âge de la femme, antécédents...), les chances d'avoir un enfant ne sont pas les mêmes d'un couple à l'autre.

Tout résultat est relatif

Les résultats généraux rapportés dans ce chapitre sont des moyennes statistiques qui ne peuvent pas, par définition, refléter toutes les situations individuelles. L'intérêt de ces chiffres est de fournir des points de repères sur les chances de succès à chaque étape d'une tentative de FIV.

Depuis 1986, les résultats de la FIV sont regroupés dans un registre national baptisé FIVNAT qui rassemble, sur la base du volontariat, la majorité des centres français. Les couples et les médias sont parfois tentés d'établir, à partir des résultats publiés, un classement des différents centres. La comparaison est très difficile, car les politiques de traitement peuvent varier d'un centre à l'autre : une équipe privilégiant la prise en charge des femmes de moins de 40 ans enregistrera probablement plus de naissances qu'un centre qui accueille des femmes moins jeunes. Il faut cependant souligner que, pour un couple donné, les chances de succès sont équivalentes dans les différents centres.

Suivi statistique de 1 000 tentatives de FIV

Une tentative de FIV est souvent assimilée à un « parcours du combattant » en raison du nombre important d'obstacles à franchir : chaque étape est déterminante et conditionne la suivante. Pour illustrer cette réalité et évaluer, étape par étape, les chances de succès d'une tentative de FIV, le suivi théorique de 1 000 tentatives de fécondation in vitro a été établi à partir des résultats nationaux. À chaque stade, des commentaires sont apportés pour mieux comprendre les chiffres présentés.

Pour 1 000 débuts de traitements de stimulation de l'ovulation, on a obtenu :

900 ponctions de follicules
Dans 10 % des cas, il est nécessaire d'interrompre le traitement de stimulation avant la ponction folliculaire, soit en raison d'une réponse ovarienne trop importante, soit, le plus souvent, à cause d'une réponse insuffisante.

890 recueils d'ovocytes
Dans certains cas, heureusement très rares (1 %), aucun ovocyte mature n'est recueilli à l'issue de la ponction des follicules. Dans cette situation, il est nécessaire de faire le point avec le médecin pour envisager, en fonction du dossier médical, une modification éventuelle de la prise en charge.

830 transferts d'embryons
Malgré les nombreux progrès techniques réalisés, des échecs de fécondation in vitro peuvent encore se produire. Des ovocytes de maturité insuffisante (FIV-ICSI) ou des spermatozoïdes incompétents malgré un nombre et une mobilité satisfaisants (FIV conventionnelle) peuvent être à l'origine des échecs rencontrés.

260 tests de grossesse positifs
La FIV et la FIV-ICSI organisent la rencontre des gamètes au laboratoire pour favoriser la fécondation. Lorsque des embryons sont obtenus, leurs chances d'implantation dans l'utérus dépendent de nombreux facteurs (qualité de l'embryon, qualité de la muqueuse utérine...) propres à chaque couple.
Ainsi, après le transfert embryonnaire, les chances de grossesse se situent entre 25 et 30 %. Il s'agit là de valeurs moyennes qui varient de façon très importante en fonction des couples et des éléments de chaque tentative (âge de la patiente, cause de l'infertilité, nombre d'embryons transférés, nombre d'embryons obtenus...).

230 grossesses cliniques
Si le test de grossesse (dosage sanguin de βhCG) est positif, le terme de grossesse biologique est fréquemment utilisé. Ce n'est qu'après l'échographie, réalisée environ un mois plus tard, et l'observation dans l'utérus de l'activité cardiaque de l'embryon qu'il sera possible de parler de grossesse clinique.
Toutes les grossesses biologiques n'évolueront malheureusement pas en grossesses cliniques, car l'embryon peut arrêter de se développer dans les jours qui suivent l'implantation. Cette situation est imprévisible et n'est découverte qu'au moment de l'échographie.

180 grossesses cliniques évolutives
Toutes les grossesses cliniques n'évoluent pas jusqu'à l'accouchement. En dépit de toutes les épreuves traversées pour parvenir à ce résultat, la grossesse FIV n'échappe pas aux accidents de la grossesse spontanée.
Environ 20 % des grossesses débutées après une fécondation in vitro s'interrompent spontanément pendant le premier trimestre. Ce chiffre important tient plus à l'âge moyen des patientes infertiles

qu'à la technique de procréation assistée. Chez toutes les femmes, le risque de fausse couche pendant le premier trimestre augmente avec l'âge. Il est d'environ 15 % avant 30 ans, voisin de 30 % à 40 ans et supérieur à 40 % après 42 ans.
Même si l'embryon est déposé dans la cavité utérine au cours du transfert, il arrive qu'il s'implante, de façon anormale, dans la trompe. Si ces grossesses dites extra-utérines (GEU) peuvent se produire après une fécondation spontanée, elles sont cependant plus nombreuses après une FIV. Une altération des trompes plus fréquente chez les femmes infertiles est à l'origine de l'augmentation du risque de GEU.

135 grossesses uniques (75 % des grossesses cliniques)
Lorsqu'il s'agit de grossesses uniques, le suivi des grossesses débutées après une FIV est comparable à celui des grossesses spontanées. À la naissance, le poids d'un bébé issu d'une grossesse FIV est, en moyenne, légèrement inférieur à celui d'un bébé conçu spontanément. Cette différence tient plus à l'âge moyen des patientes FIV, plus élevé que celui des femmes enceintes spontanément, qu'à la technique de procréation assistée.

42 grossesses gémellaires (23 % des grossesses cliniques)
La grossesse gémellaire est perçue de façon différente par le couple et par l'équipe médicale. Pour les futurs parents, l'arrivée prochaine de jumeaux à la maison est très souvent une source de bonheur intense même si les bouleversements matériels prévisibles sont parfois une cause d'inquiétude. Pour les médecins, la grossesse gémellaire reste une grossesse difficile. Elle impose un suivi médical particulier, notamment en raison du risque important de naissance prématurée qui concerne près de la moitié des grossesses gémellaires. La gravité de la prématurité est liée à la durée de la grossesse : plus la naissance est précoce, plus la prise en charge médicale des enfants sera lourde avec une augmentation du risque de complications.

3 grossesses triples (2 % des grossesses cliniques)
À la différence de la grossesse gémellaire, l'annonce d'une grossesse triple est toujours angoissante pour le couple qui voit son désir d'enfant submergé par l'arrivée simultanée de trois bébés. Toutefois, la découverte de trois activités cardiaques dans l'utérus, au

cours de la première échographie, n'est pas toujours synonyme de naissance triple. Le développement d'un des embryons peut s'arrêter spontanément et une deuxième échographie est systématiquement programmée, quelques semaines plus tard, pour vérifier le premier diagnostic.

Lorsque la grossesse triple est confirmée, le médecin informe le couple des risques pour la mère et pour les enfants en rappelant notamment la fréquence élevée des naissances prématurées. Pendant l'entretien, le recours possible à la réduction embryonnaire est fréquemment évoqué. Il s'agit d'un acte médical qui consiste à interrompre volontairement le développement d'un des embryons pour « réduire » la grossesse de 3 à 2 embryons le plus souvent. Cette technique a pour objectif d'essayer d'améliorer le pronostic de la grossesse devenue gémellaire et de diminuer les risques liés à une naissance prématurée.

À l'évidence, la réduction embryonnaire soulève des questions éthiques et psychologiques complexes. Le couple est confronté à une situation déchirante : il peut décider de supprimer l'un des embryons pour permettre aux autres de naître dans de meilleures conditions ou, à l'inverse, refuser d'intervenir et laisser évoluer la grossesse triple avec les risques connus de grande prématurité et les difficultés matérielles prévisibles après la naissance. Dans cette situation, l'équipe médicale est là pour écouter les couples, entendre leurs doutes et répondre à leurs questions.

Pour le médecin, la réduction d'une grossesse est le « moins mauvais » moyen pour tenter d'améliorer son évolution. Ce geste, qui ne laisse indifférent aucun professionnel, consiste à injecter dans l'embryon un liquide destiné à arrêter son activité cardiaque. Cette intervention réalisée sous contrôle échographique n'est pas sans risque pour l'ensemble de la grossesse : le taux de fausse couche après une réduction embryonnaire est d'environ 15 %.

Si la réduction d'une grossesse est considérée comme un « mal nécessaire », la politique de transfert embryonnaire adoptée par les équipes médicales depuis plusieurs années a contribué à en diminuer le nombre.

Il ne faut pas se méprendre sur la dimension statistique des chiffres présentés. Naturellement, il est nécessaire d'évaluer les chances de succès d'une tentative, mais tous les couples sont différents et ces résultats globaux ne peuvent pas, par définition, refléter toutes les situations individuelles.

Les enfants nés après une FIV

Depuis 1982 et la naissance d'Amandine, premier bébé-éprouvette français, la fécondation in vitro a permis la naissance de plus de 60 000 enfants dans notre pays. D'une façon générale, les enfants issus d'une fécondation in vitro ne sont pas différents des enfants conçus spontanément. Sur le plan psychologique, ils ne rencontrent pas de difficultés particulières et leurs résultats scolaires seraient plutôt meilleurs. Le mode de conception n'y est naturellement pas pour rien : très attendus, très dorlotés, ces enfants bénéficient d'un entourage familial qui favorise leur épanouissement.
Depuis quelques années, plusieurs enquêtes internationales sont venues souligner des différences entre les enfants nés après une FIV et les enfants conçus spontanément. Selon une étude publiée récemment dans la très sérieuse revue anglaise *The Lancet*, les enfants issus de la FIV auraient plus de risques d'être atteints de problèmes neurologiques que les autres enfants. Ces résultats doivent cependant être nuancés. Les grossesses multiples sont plus fréquentes après une FIV et les risques évoqués apparaissent plus comme une conséquence directe de la prématurité que comme un effet de la technique de procréation. Les auteurs de cette enquête recommandent d'ailleurs de ne transférer qu'un seul embryon dans l'utérus pour diminuer ces risques.
Le premier enfant conçu après une FIV-ICSI a aujourd'hui 10 ans. Malgré le nombre croissant de naissances enregistrées à travers le monde, le recul est encore insuffisant pour connaître tous les risques associés à cette technique. Depuis la première naissance, les principales interrogations sur l'ICSI concernent les risques de malformations congénitales et d'anomalies chromosomiques.

Malgré des résultats parfois contradictoires, les principales études publiées montrent globalement pour l'ICSI un taux de malformations très proche de celui rapporté dans les grossesses spontanées. La situation est différente pour les anomalies chromosomiques, car les patients qui ont recours à l'ICSI présentent des altérations sévères du sperme souvent associées à ce type d'anomalies. Le caryotype réalisé avant la tentative peut en détecter un certain nombre et, après une consultation avec un généticien, amener à réaliser une amniocentèse pendant la grossesse.

En injectant dans l'ovocyte un spermatozoïde peu compétent, l'un des risques de l'ICSI est de transmettre à l'enfant l'infertilité de son père. Ce risque est cependant très faible : seulement 1 % des enfants nés après une FIV-ICSI présentent des anomalies chromosomiques. Les conséquences sur leur fertilité future sont difficiles à évaluer aujourd'hui.

Sans inquiéter le couple de façon exagérée sur les risques théoriques de l'ICSI, tous ces éléments sont cependant abordés au cours de l'entretien préalable à la tentative. L'information doit être aussi complète que possible pour que le couple dispose des connaissances nécessaires pour donner son consentement à l'orientation thérapeutique envisagée.

10
Le don de gamètes et le don d'embryon

Le don de gamètes consiste en « l'apport par un tiers de spermatozoïdes ou d'ovocytes en vue d'une assistance médicale à la procréation ». Il peut donc permettre la conception par FIV ou par insémination artificielle chez un couple tiers et, à ce titre, il est réglementé par la loi de bioéthique à laquelle s'ajoutent des dispositions spécifiques.
Comme toute technique d'assistance médicale à la procréation, le don de gamètes a pour objectif d'apporter une réponse médicale à l'infertilité. Pour un couple porteur d'une anomalie génétique importante, il peut également permettre d'éviter la transmission à l'enfant d'une maladie d'une particulière gravité.

Les principes généraux du don de gamètes

Le don de spermatozoïdes et le don d'ovocytes répondent aux mêmes principes que les dons de sang ou d'organes.
– Ils sont gratuits : dans notre pays, le corps humain ne peut pas faire l'objet d'un commerce. Le don de gamètes est donc un acte de générosité d'un couple vers un autre couple.

– Ils sont anonymes : les informations concernant le donneur et le bénéficiaire sont tenues secrètes par les centres qui pratiquent le don. Toutefois, dans le cas de la survenue d'une maladie grave chez l'enfant issu d'une procréation avec tiers donneur, un médecin peut accéder au dossier médical du donneur, sans pour autant révéler son identité.
– Ils obéissent à des règles de sécurité sanitaire : les dons provenant de personnes porteuses, notamment, des virus du sida et de l'hépatite C sont refusés, compte tenu des risques de transmission à la mère et à l'enfant. Deux prises de sang sont ainsi imposées aux donneurs potentiels, la première au moment du don, l'autre six mois plus tard. Ce délai est nécessaire car les anticorps, c'est-à-dire les marqueurs biologiques de l'infection virale, ne sont pas détectables dans le sang au moment de la contamination. Si une personne est contagieuse au moment du don, la première prise de sang peut s'avérer négative, alors que la seconde pourra dépister la maladie.
Entre les deux prises de sang, les gamètes sont en quarantaine et ne peuvent donc pas être cédés au couple bénéficiaire. En pratique, les spermatozoïdes donnés sont congelés et conservés dans l'attente du résultat de la seconde prise de sang. Si l'absence de risque viral est confirmée, les spermatozoïdes peuvent alors être cédés. Pour les ovocytes donnés, la situation est différente, car ils sont trop fragiles pour être congelés. Une tentative de FIV est donc programmée le jour du don et les embryons obtenus avec le sperme du conjoint de la bénéficiaire sont congelés pour une période de 6 mois. Ils seront transférés dans l'utérus seulement si les résultats de la seconde prise de sang sont négatifs.

Les conditions de réalisation

Selon les termes de la loi française, le don de gamètes est destiné à répondre à la demande parentale d'un couple, homme et femme vivants, mariés ou en mesure d'apporter la preuve d'une vie commune d'au moins deux ans. Le bénéfice du don est ainsi refusé aux femmes seules ou aux couples homosexuels.
Un donneur de gamètes doit faire partie d'un couple ayant déjà un enfant. Qu'il s'agisse d'un don de spermatozoïdes ou d'ovocytes, les

deux membres du couple doivent consentir par écrit à cette démarche. De la même manière, les deux membres du couple bénéficiaire doivent, par écrit, consentir à recevoir ce don. Leur décision est révocable avant toute intervention.

Les centres pratiquant le don de gamètes

Ces centres sont autorisés à exercer leur activité par décision ministérielle et sont placés sous la responsabilité d'un praticien agréé. Pour le don de spermatozoïdes, il s'agit des Centres d'étude et de conservation des œufs et du sperme humains (CECOS), répartis dans toute la France, et de l'Institut francophone de recherche et d'études appliquées à la reproduction et à la sexologie de Toulouse. Pour les ovocytes, les centres qui gèrent le don sont essentiellement localisés dans les centres universitaires.
Les différents centres ont notamment pour mission de délivrer les informations aux couples donneurs et aux couples bénéficiaires. Au cours d'entretiens préalables, une équipe pluridisciplinaire comportant un psychologue ou un psychiatre informe le donneur ou la donneuse des dispositions réglementaires en vigueur, des examens qui seront réalisés et de la nécessité de conserver dans un dossier des informations à caractère personnel relatives à sa santé. Le couple bénéficiaire est pris en charge dans des conditions équivalentes.

Les règles de filiation

Après avoir donné son consentement à l'équipe médicale, le couple qui a recours à un don de gamètes doit également donner son consentement à un juge ou à un notaire, après avoir été informé des dispositions législatives en matière de filiation. Pour le législateur français, la femme qui accouche étant la mère de l'enfant, le don d'ovocytes n'est pas concerné par les règles de filiation. La situation est différente pour le don de sperme qui a justifié la mise en place de cette double démarche, médicale et juridique, assez stricte. L'entretien avec un homme de loi est destiné à permettre que le consentement soit donné en toute connaissance de cause. Le conjoint qui ne reconnaîtrait pas l'enfant né d'un don auquel il a consenti engagerait sa responsabilité et pourrait voir sa paternité déclarée par la justice. Enfin, aucun lien de filiation ne peut être établi entre l'enfant et le donneur.

Le don de spermatozoïdes

Les couples demandeurs

L'absence totale de spermatozoïdes, une altération trop sévère de la spermatogénèse pour réaliser une FIV-ICSI ou le risque de transmission d'une maladie grave justifient le recours au don de sperme. La mission des centres ne se limitant pas à « distribuer » des spermatozoïdes, les équipes médicales sont là pour dialoguer avec le couple, l'écouter et l'aider dans cette démarche qui peut aboutir à une paternité différente.

Les couples donneurs

Pour donner son sperme, il faut remplir plusieurs conditions :
– être âgé de moins de 45 ans ;
– être père d'au moins un enfant ;
– avoir l'accord de son épouse ou de sa compagne ;
– se déplacer au centre pour le recueil du sperme par masturbation. Un test de congélation des spermatozoïdes est réalisé à l'occasion du premier recueil. Si les spermatozoïdes restent mobiles après décongélation, l'homme revient pour d'autres recueils ;
– réaliser les tests de dépistage réglementaires avant le don et six mois plus tard.

Depuis quelques années, le nombre de donneurs est en diminution et les couples en attente de don doivent en moyenne patienter un an. La limitation du nombre d'enfants pour un même donneur et l'impossibilité de congeler certains spermes expliquent, en partie, la pénurie de donneurs.

L'utilisation du sperme

Lorsque le sperme répond aux critères imposés pour le don, il est mélangé à un liquide protecteur avant d'être conditionné en paillettes. Il est ensuite congelé pour être finalement conservé dans l'azote liquide à – 196 °C, jusqu'au moment de son utilisation.
Les paillettes de sperme congelé seront attribuées en tenant compte des caractéristiques morphologiques du bénéficiaire (couleur de peau, des cheveux, des yeux) et en respectant son groupe sanguin.
Les paillettes de sperme sont décongelées le jour de la tentative de FIV et les spermatozoïdes sont préparés selon le même protocole que celui d'une FIV avec sperme de conjoint.

Le don d'ovocytes

Les couples demandeurs

Le don d'ovocytes concerne les femmes qui n'ont pas ou plus d'ovaires ou les femmes dont les ovaires ne produisent pas d'ovocytes. Grâce à la FIV, le recours au don d'ovocytes peut permettre à des couples de donner naissance à un enfant.

La réalisation du don

Si le don d'ovocytes, comme le don de sperme, est précédé des examens sanguins réglementaires, il est cependant plus difficile à réaliser. Il impose en effet à la donneuse un traitement de stimulation de l'ovulation et le recueil chirurgical des ovocytes. Au laboratoire, la rencontre des ovocytes donnés avec les spermatozoïdes du couple bénéficiaire est organisée en fonction des paramètres spermatiques (FIV conventionnelle ou FIV-ICSI). La seule différence avec une tentative ne faisant pas appel au don est l'obligation réglementaire de congeler les embryons obtenus.
Cette disposition légale pénalise de façon importante les couples, car tous les embryons ne sont pas congelables et, même si l'embryon résiste à la congélation, ses chances d'implantation dans l'uté-

rus sont inférieures à celles d'un embryon frais. En Belgique, où l'obligation de congélation n'existe pas, les chances de grossesse après un don d'ovocyte sont presque deux fois plus importantes qu'en France.
Dans notre pays, l'activité de don d'ovocytes, peu connue du grand public, souffre cruellement d'un manque de donneuses. Cette pénurie et le nombre croissant de couples demandeurs expliquent l'allongement des délais d'attente qui dépassent souvent deux ans.
Pour contourner ces difficultés, des couples se rendent en Belgique où les délais sont plus courts et les chances de succès plus importantes. Les conditions matérielles de prise en charge sont cependant très différentes et ne permettent pas à tous les couples d'y avoir recours.
Chez nos voisins belges, l'anonymat n'est pas imposé et les dons au sein d'une même famille sont autorisés. Cette pratique du don non anonyme soulève de nombreuses questions éthiques et continue d'alimenter, en France, le débat sur l'impossibilité pour l'enfant issu d'un don de gamètes de connaître ses parents biologiques.
Des renseignements sur le don d'ovocytes peuvent être obtenus auprès du Groupe d'étude pour le don d'ovocytes (GEDO)[1]. Cette association créée en 1999 contribue activement au développement et à l'évolution des pratiques médicales et réglementaires de cette activité.

Le don d'embryon

À l'expression « don d'embryon », le législateur préfère celle d'« accueil d'embryon ». L'embryon étant légitiment considéré comme une personne potentielle, il ne saurait être donné et le terme d'accueil (par un couple) a semblé plus approprié.
Comme pour le don de sperme ou pour le don d'ovocytes, le « don » d'embryon est un acte de générosité d'un couple vers un autre couple. Il doit répondre aux principes généraux de gratuité, d'anonymat et de volontariat.
À côté des dispositions réglementaires déjà évoquées pour le don de gamètes (consentements, examens médicaux, etc.), des mesures

1. Paris : 01 44 49 46 52. Nice : 04 92 03 64 30.

spécifiques ont été définies concernant le « don » d'embryon. Elles font notamment intervenir le président du tribunal de grande instance à qui sont adressés les consentements écrits des couples. Si le juge l'estime nécessaire, il peut convoquer le couple qui décide de « donner » ses embryons à un couple demandeur.
Cette procédure s'applique aussi au couple qui souhaite accueillir des embryons. Si le président du tribunal envisage de statuer favorablement sur sa demande, il s'assure du consentement du couple à l'intervention d'un tiers donneur dans le projet parental.
D'un façon générale, le « don » d'embryon est soumis à une procédure lourde et contraignante qui n'est pas actuellement de nature à favoriser son développement.

Les couples donneurs

Lorsqu'un ou plusieurs embryons sont cryopréservés au cours d'une tentative de FIV et que le couple a réalisé son projet parental (par exemple à la suite de la naissance de jumeaux), il peut consentir à « donner » ses embryons à un autre couple. Cet acte est envisagé dans un cadre réglementaire très strict après un ou plusieurs entretiens avec l'équipe pluridisciplinaire du centre.

Les couples demandeurs

Ce sont les couples concernés à la fois par une absence de spermatozoïdes et par une absence d'ovocytes. Le double don de gamètes étant interdit par la loi, le seul espoir pour ces couples réside dans l'accueil d'un embryon.

La réalisation du don d'embryon

Les embryons accueillis par un couple sont décongelés et transférés dans l'utérus de la patiente après un traitement dont les modalités sont adaptées à chaque femme.
Après le transfert d'embryons congelés, les chances de succès sont en général plus faibles qu'après un transfert d'embryons « frais ». Elles dépendent de plusieurs facteurs (âge de la femme, nombre et qualité des embryons) et se situent entre 10 et 15 % par transfert.

IV

Vivre une tentative de FIV

11
L'équipe de FIV : les interlocuteurs du couple

Dans un centre de fécondation in vitro se côtoient plusieurs professions et compétences qui, chacune à son niveau, participent au suivi d'une tentative. C'est pour cette raison qu'on parle d'équipe pluridisciplinaire.
Au fur et à mesure qu'il progresse dans le franchissement des étapes de la FIV, le couple en rencontre les membres qui la composent.

Qui fait quoi ?

Qui le couple rencontre-t-il pour une première consultation ?

Il s'agit le plus souvent d'un gynécologue ; dans certains cas, en fonction de l'organisation des centres, il peut s'agir d'un biologiste. Ce médecin s'entretient avec le couple, puis prescrit les examens destinés à l'établissement du bilan d'infertilité (voir p. 57 et suivantes). La lecture de ce bilan lui permettra de proposer au couple une prise en charge adaptée.
Sur le déroulement détaillé de cette consultation, voir p. 53.

Qui réalise les examens féminins du bilan d'infertilité ?

L'hystéroscopie et la cœlioscopie sont effectuées par le gynécologue. L'hystérosalpingographie est réalisée par un radiologue. Sur ces différents examens, voir p. 68 à 70.

Qui valide les spermogrammes ?

C'est le biologiste. Avec lui travaillent des techniciens de laboratoire, qui réalisent les différentes manipulations nécessaires en fonction de la méthode de validation choisie (voir p. 57).

Qui prescrit les médicaments de la stimulation d'ovulation ?

Les produits destinés spécifiquement à stimuler les ovaires (appelés 2e médicament dans le développement consacré à « La stimulation des ovaires », p. 116) doivent être prescrits par un gynécologue ou un endocrinologue.
Les produits destinés à mettre l'hypophyse au repos et à déclencher l'ovulation (appelés 1er et 3e médicaments dans le même développement) peuvent être prescrits par un gynécologue, un endocrinologue ou un biologiste.

Qui réalise les échographies et prises de sang lors de la période de stimulation ?

Les prises de sang sont réalisées par des infirmières. Dans certains centres, plus rarement, des sages-femmes peuvent également les pratiquer.
Les échographies sont effectuées, selon les circonstances, par un radiologue, par le gynécologue ou, encore, par une sage-femme agissant sous la responsabilité du gynécologue.

Qui effectue les injections liées à la stimulation d'ovulation ?

Il s'agit d'un(e) infirmier(ère) libéral(e). Celui-ci réalise les injections au domicile de la patiente ou sur ses lieux de déplacements (lors de week-ends par exemple).

Le choix d'un cabinet d'infirmiers est à la complète discrétion du couple. Si la nécessité s'en fait sentir et quelle qu'en soit la raison, il est possible d'en changer à tout moment. En fait, la relation de ce professionnel avec la patiente est quotidienne pendant plusieurs semaines : c'est une personne qui, au travers de sa proximité avec la tentative, sait apporter confiance et assurance. Si d'aventure ce n'était pas le cas, il ne faudrait pas hésiter à solliciter une autre personne.
Certains centres encouragent les couples, dans un souci de confort, à apprendre à réaliser eux-mêmes ces injections. La fréquence élevée de celles-ci, ainsi que les horaires particuliers auxquels elles doivent parfois être réalisées, peuvent effectivement représenter une contrainte. Cet apprentissage, notamment dans le cas de déplacements ou de week-ends loin du domicile, peut éviter certaines situations embarrassantes.

Qui fournit les produits injectables ?

Ce ne sont ni les centres de FIV ni les éventuels infirmiers libéraux. La démarche d'achat des produits d'injection est donc à la charge du couple... Ceux-ci étant inclus dans la prise en charge de la Sécurité sociale.
Ces produits n'étant pas d'un usage quotidien, il est généralement nécessaire de les commander auprès des pharmacies. Les délais après la commande sont, généralement, assez courts. Toutefois, afin d'éviter les mauvaises surprises, il est sage d'effectuer cette démarche le plus tôt possible.
Le nom des produits à commander, ainsi que leur quantité, est indiqué par le centre de FIV.

Qui réalise la ponction ovocytaire et le transfert embryonnaire ?

La ponction ovocytaire est réalisée par le gynécologue. Celui-ci est assisté par une équipe opératoire, comprenant notamment un anesthésiste.
Le transfert embryonnaire est également du ressort du gynécologue.

Qui annonce au couple le nombre d'ovocytes recueillis lors de la ponction ovocytaire, puis le nombre d'embryons qui se sont formés au laboratoire ?

C'est le biologiste. La première information est donnée dès le jour de réalisation de la ponction ; la seconde, 48 heures plus tard.

Qui fixe avec le couple le nombre d'embryons qui feront l'objet d'un transfert ?

Le gynécologue et le biologiste. Les dispositions législatives et réglementaires rendent obligatoire la participation de ces deux professionnels à la discussion.

Qui réalise le test de grossesse ?

Le test peut être exécuté dans n'importe quel laboratoire indépendant choisi par le couple. En tout état de cause, il n'est pas réalisé par le centre de FIV.

Le cas particulier du (de la) psychologue

« Écouter pour guider » : le rôle du psychologue quant à la FIV est d'aider le couple à aborder, puis à vivre de la meilleure façon possible sa tentative. (Ne pas confondre le psychologue avec le psychiatre, qui étudie et traite les maladies mentales. Ne pas l'assimiler non plus au psychanalyste, qui cherche à élucider la signification inconsciente des conduites humaines.)
Cette rencontre avec un(e) psychologue peut être obligatoire ou spontanée.
Certains centres de FIV rendent obligatoire un entretien avec un psychologue avant le lancement du protocole. Cette obligation est justifiée par l'à priori suivant : les chances de réussite de la tentative, dans son vécu, seront d'autant plus grandes que le couple est dans de bonnes dispositions pour vivre cette période particulière.

À vrai dire, ces consultations obligatoires sont devenues rares. Les centres aujourd'hui ont, pour la plupart, fait le choix de laisser les couples gérer comme bon leur semble cet aspect de leur tentative.
Certains centres poussent si loin cette liberté qu'ils ne disposent pas de psychologue dans leurs murs. En revanche, en réponse à une demande exprimée par le couple, ils sont en mesure de transmettre les coordonnées d'un ou plusieurs psychologues libéraux exerçant au dehors.
Lorsque la rencontre possède un caractère obligatoire, son sens est d'être un outil mis à la disposition du couple, lui permettant d'exprimer des sentiments ou des questions particulières, sans lien direct au déroulement médical du protocole : doutes, appréhension quant à telle ou telle étape, craintes intimes, vécu, etc.
L'entretien est alors mené par le professionnel selon sa pratique, ses habitudes, et en fonction des circonstances de la conversation mise en place avec le couple.
Concernant la démarche spontanée, voir « La consultation d'un(e) psychologue », p. 198.
L'ensemble de ces professionnels est-il formé à la gestion humaine de la FIV ? Tous les personnels de santé (médecins, infirmières, sages-femmes) étudient les différents aspects de la prise en charge du patient dans le cadre de leur formation initiale. Il ne s'agit pas d'une formation spécifique à la FIV, mais plus globalement d'une approche de la souffrance au sens le plus large.
Toute la complexité des aides médicales à la procréation et de la FIV tient d'une part à la dimension du patient, qui est double : un homme et une femme ; en médecine, c'est un cas très rare ! D'autre part, ce patient double n'est pas malade – sa vie n'est pas en danger –, pour autant il décrit des symptômes de souffrance réelle.
L'attitude dont les personnels doivent faire preuve n'est pas enseignée de façon théorique. En pratique cependant, la formation continue à laquelle participent nombre de professionnels est là pour compenser les manques éventuels de la formation première.
Les secrétaires médicales, quant à elles, sont formées au secret médical. À ce titre, elles veillent à la confidentialité des entretiens qu'elles peuvent avoir avec les patients. Pour le reste, à savoir la prise en charge psychologique, cela n'est pas directement de leur ressort, même si elles savent parfaitement, la plupart du temps, faire preuve d'une écoute et d'un comportement adaptés aux circonstances.

12
Le point de vue des femmes

Les différentes douleurs

La stimulation d'ovulation, puis la ponction ovocytaire sont les deux étapes de la FIV qui peuvent être génératrices de douleur.

Douleur liée à la stimulation d'ovulation

Les injections pour stimuler l'ovulation se succèdent à un rythme quotidien durant deux semaines environ.
L'acte d'injection lui-même peut provoquer une petite douleur localisée. La réponse ovarienne provoquée par ces injections peut engendrer des douleurs plus importantes. Rappelons qu'une femme, lors d'un cycle normal, ne produit qu'un seul ovocyte. À la suite de la stimulation d'ovulation, elle en produit selon les cas cinq, dix ou quinze fois plus !
Lors de la stimulation, le principal facteur de douleur est le grossissement de la taille des ovaires qui pèsent de façon accentuée dans le bas du ventre. Cette douleur rend généralement tous les efforts difficiles (action de porter des objets). Certaines femmes la ressentent lorsqu'elles se déplacent. D'autres, lorsqu'elles sont assises. Les rapports sexuels peuvent être rendus douloureux.

Au cours du traitement, les femmes ne ressentent pas toutes la souffrance physique de la même manière. Les chiffres ci-dessous montrent même combien elles sont partagées sur l'existence d'une douleur véritable liée à la stimulation. Il est probable que, s'il leur était demandé de décrire la douleur, leurs réponses seraient infiniment variées.

➡ Une douleur qui se prolonge au-delà d'une semaine après le transfert des embryons doit constituer un motif de consultation. Les ovaires ont parfois du mal à retrouver leur taille de repos et il est prudent de réaliser une échographie pelvienne devant un tableau douloureux.

À la question posée aux femmes dans l'enquête citée plus haut « Le traitement de stimulation de l'ovulation a-t-il été physiquement douloureux ? » 52,5 % des femmes ont répondu oui. 47,5 % ne l'ont pas ressenti comme tel.
À cette question, une autre était liée : « Si oui, pouvez-vous situer le niveau de cette douleur, sur une échelle imaginaire graduée de 1 pour le niveau le plus faible, à 10 pour le niveau le plus fort ? »
La moyenne des réponses est de : 5,2. Le pic le plus important est de 9. Indiscutablement, la douleur est ressentie de façon intense par certaines femmes. Il serait intéressant de connaître les points communs entre celles qui ont le plus souffert : ont-elles utilisé les mêmes produits de stimulation ? Ont-elles vécu la FIV de la même manière ? Les questionnaires ayant été remplis de façon anonyme, cet éventuel second travail reste à mener.

Douleur liée à la ponction ovocytaire

L'acte chirurgical de ponction ovocytaire consiste en une aspiration des liquides folliculaires situés dans l'ovaire, au sein desquels se trouvent les ovocytes. L'acte oblige donc le praticien à toucher les ovaires. Ce contact n'est pas anodin. Il peut provoquer une douleur au réveil, lorsque les effets de l'anesthésie disparaissent, c'est-à-dire jusqu'au lendemain ou surlendemain de la ponction.

Se laisser porter

Du premier au dernier acte d'une tentative de FIV, la femme est soumise à rude épreuve, dans son corps, dans son mental, dans sa volonté. La longueur et la lourdeur des traitements sont éprouvantes, dérangeantes, voire par moments décourageantes.
À cette dureté des traitements s'ajoute une prise en charge médicale à multiples facettes : la femme passe entre les mains de nombreux praticiens qui, depuis les injections de stimulation jusqu'aux actes de ponction et de transfert, réalisent sur elle les différentes étapes du protocole.
Les femmes ressentent bien souvent cette double soumission, d'une part, aux traitements et, d'autre part, à la prise en charge humaine, comme un facteur pesant. Ainsi, de manière récurrente, elles expriment dans leurs témoignages le désarroi de se sentir considérées comme « un système hormonal et reproducteur en expérimentation » durant un protocole... tout en reconnaissant que le principe même de la fécondation in vitro met précisément ce système au cœur des préoccupations des spécialistes...
Il semble bien, en fait, que cette double soumission puisse constituer plutôt un facteur rassurant. En effet, la lourdeur des traitements et de la prise en charge n'est-elle pas compensée, justement, par le contrôle intégral qui en est fait, jour après jour, par l'équipe ? La lourdeur n'est-elle pas compensée, également, par une certaine passivité dont la femme peut faire preuve pendant toute la durée de la tentative ?
En acceptant de « se laisser porter » par l'équipe médicale forcément compétente du centre de FIV, la femme peut faire de la double soumission qui lui est demandée un atout : celui de pouvoir vivre de façon plus sereine chaque jour de sa tentative. L'équipe veille quotidiennement sur elle : elle peut se permettre d'être détachée !
Il peut être utile de préciser que se laisser porter ne signifie aucunement refuser de se poser des questions, ni s'intéresser moins à ce qui arrive. Cela signifie plutôt faire confiance à des personnes dont la FIV est le métier et s'appuyer sur elles pour se positionner dans un état d'esprit propice à la décontraction.

Vivre l'après-transfert

Parmi toutes les étapes de la FIV, la plus difficile à vivre est, pour bien des couples, celle qui suit le transfert embryonnaire et qui précède l'éventuel test de grossesse.

Ce constat peut surprendre, car les jours qui suivent le transfert sont imaginés comme une phase de temps qu'il est possible de vivre sereinement. En effet, pense-t-on, les phases actives de la FIV sont terminées et le couple n'a plus « qu'à » attendre, tranquillement, d'en connaître le résultat.

C'est précisément cette attente obligée qui rend la période si pénible. En ce qui concerne la femme, elle doit y affronter l'incertitude d'être enceinte, en même temps que se rompent brusquement tous les liens qui l'ont unie pendant plusieurs semaines à l'équipe médicale.

Une sage femme résume : « Les femmes qui travaillent sont malheureuses, car elles ont peur que cela soit dommageable à l'implantation de leurs embryons. Celles qui ne travaillent pas sont malheureuses aussi, car elles subissent un désœuvrement que rien ne parvient à atténuer. Et toutes n'ont qu'une préoccupation : s'observer sous toutes les coutures, matin midi et soir, pour guetter le moindre signe qui leur permette de dire si une grossesse se dessine ou non. Tourner et retourner l'affaire dans leur tête est la seule chose qu'elles parviennent à bien faire. »

Coralie, 29 ans, déclare : « J'ai fait deux FIV avec mon mari. Franchement, vivre normalement après un transfert, je ne sais pas ce que ça veut dire. C'est impossible. On ne pense qu'à ça. On fait attention à tout ce qui se passe. On n'est jamais détendus. On économise ses gestes, de peur de ressentir quelque chose d'anormal. Les gens qui préconisent de vivre normalement devraient s'imaginer tous les efforts, les sacrifices et les espoirs qui sont contenus dans une FIV. Ils comprendraient aussitôt l'impossibilité de ce qu'ils demandent. Mais c'est comme dans tout. Les gens qui parlent et ceux qui vivent les choses sont rarement les mêmes. »

Une psychologue explique quant à elle : « Une femme enceinte spontanément ne sait pas, au bout de cinq ou six jours, qu'elle est enceinte. Elle vit tout à fait normalement ! À l'inverse, ce qu'une femme qui vient de faire une FIV ne sait pas au bout de cinq ou six jours, c'est si elle est "encore" porteuse des embryons qu'on lui a transférés. Ce doute est cruel, parfois insupportable. Lorsque les règles surviennent ou qu'un test indique qu'il n'y a pas grossesse, la douleur est vive mais elles sont fixées. L'incertitude, après tant d'efforts, est une véritable épreuve de plus. »

L'étape la plus difficile

Enquête

« Quels ont été pour vous les moments les plus difficiles de cette tentative de FIV ? Classez de 1 à 6 les éléments suivants, 1 étant le plus difficile. »

L'attente du résultat du test de grossesse	1
Le délai d'attente avant la tentative	2
La ponction ovocytaire	3
Le traitement de stimulation	4
Les bilans médicaux avant la tentative	5
Le transfert embryonnaire	66

La réponse arrivant en tête – l'attente du test de grossesse – se détache très nettement des autres. On remarque, une fois de plus, que les femmes relativisent aisément la douleur physique représentée par les traitements ; par contre, elles n'oublient pas la pénibilité de cette étape de l'attente, laquelle fait directement appel au résultat de tous les efforts qu'elles ont consenti à faire.
Ainsi, dans plus d'un questionnaire sur deux, la réponse de l'attente du test de grossesse se trouve avec le score de 1. Derrière, les réponses arrivant en 2e, 3e et 4e position, sont très proches en terme de score. Les deux dernières propositions sont presque toujours classées avec un score de 5 ou 6.
La place du délai d'attente (2e étape jugée la plus difficile) est surprenante et permet de mesurer à quel point les couples sont impatients de pouvoir commencer leur tentative.

13
Le point de vue des hommes

Un stress à peine reconnu

L'homme et la femme ne sont pas traités de manière identique par l'expérience de la FIV. Loin s'en faut, peut-on ajouter...
À la femme, l'attention médicale permanente, à l'homme, une attention épisodique, au rythme des spermogrammes de contrôle. À la femme, les regards de sympathie et de compassion, à l'homme, les sourires, souvent indifférents. La situation se rééquilibre lorsque les spermatozoïdes sont prélevés chirurgicalement, car l'homme devient alors une préoccupation pour l'équipe médicale. Autrement, le rôle de l'homme dans un protocole est minuscule. « Un quart d'heure d'efforts et, pour eux, c'est terminé », résument... de nombreuses femmes.
Cette faible considération de la place de l'homme est à la fois compréhensible et injuste :
– compréhensible, car les événements successifs d'une tentative concernent effectivement tous la femme : stimulation, ponction, transfert... Même l'éventuelle grossesse, si elle doit avoir lieu, sera d'abord l'affaire de la femme ! La douleur dans la FIV est féminine, les contraintes matérielles aussi (horaires du monitorage et des injections à respecter) ;
– injuste, car une tentative ne se limite pas au calcul du nombre des douleurs ou contraintes de chacun. Ainsi, il est vrai que l'homme n'a

pour rôle « fonctionnel » que d'apporter ses spermatozoïdes au moment voulu. Mais qui peut dire que cette seule opération n'est pas plus difficile à réaliser que toutes les autres réunies, supportées par la femme ?

Cette remarque est volontairement provocatrice. Et pourtant, vis-à-vis du déroulement des opérations, la femme n'a-t-elle pas un rôle difficile, mais « passif », durant la FIV ?

Elle est prise en charge. Elle subit tous les actes, mais n'en réalise aucun. À l'inverse, lorsque l'homme est dans la salle de recueil, personne ne peut faire pour lui ce qu'il doit accomplir. Il en résulte que l'homme n'est pas le fade personnage secondaire que la lecture des étapes d'une FIV pourraient inciter à faire de lui. La solitude durant la FIV et au moment du recueil, la pression de l'échec possible (que la femme n'a pas à connaître !) lui appartiennent.

Le stress ressenti par l'homme, tandis qu'approche le jour du recueil, est largement sous-estimé, que ce soit par les équipes médicales ou par l'entourage, voire par sa propre conjointe. Il semble important de dire que l'homme n'est certes pas un martyr, mais pas non plus un simple fournisseur mécanique de gamètes.

Voir aussi « Pour l'homme : une solitude sexuelle particulière », p. 220.

Partager les difficultés

Il est un autre rôle, également méconnu, que l'homme détient pendant une tentative. C'est celui de premier interlocuteur de sa conjointe.

Baisses de moral, inquiétudes diverses, douleur, fatigue... Peu de ces éléments sont épargnés à la femme, tandis qu'elle traverse les étapes de la tentative. À qui peut-elle s'en ouvrir ? En premier lieu à son conjoint, bien sûr, disponible car moins impliqué physiquement dans le protocole.

Dans ces moments partagés, où l'équipe médicale est oubliée au profit du couple, l'homme détient un rôle soudain déterminant : celui d'un facteur d'équilibre au milieu de toutes les difficultés et incertitudes ressenties par sa conjointe.

Dans la mesure de ses moyens et de son temps, l'homme est le mieux placé pour rassurer, argumenter, proposer, répondre, minimiser, temporiser. C'est lui qui peut proposer de sortir au restaurant, pour se changer les idées. C'est lui qui peut inciter sa conjointe à voir tel ou tel événement sous un autre angle. C'est lui encore qui peut, grâce à sa relation peu étroite avec l'aspect médical du protocole, réorienter telle baisse de confiance passagère vers le couple, l'enfant, le futur...

Le rôle de l'homme dans l'organisation quotidienne du couple peut aussi s'avérer important, durant un protocole. Sur ce point, voir « La FIV au quotidien », p. 208.

Les recueils et prélèvements de sperme

Selon que les spermatozoïdes sont fournis par masturbation (environ 85 % des cas) ou par prélèvement chirurgical, l'opinion des hommes qui ont vécu l'étape est sensiblement différente.

Ainsi, près de 70 % des hommes jugent le moment du recueil par masturbation « acceptable ». Mais une proportion encore plus forte (75 %) juge le prélèvement chirurgical « pénible » ou « très pénible ».

Recueils par masturbation

Dans l'enquête réalisée pour ce livre, on a demandé aux hommes de choisir entre trois qualificatifs pour décrire les moments dédiés au recueil de sperme, que ces recueils soient destinés aux contrôles pré-FIV ou à la fécondation finale des ovocytes.

À la question posée aux hommes « Les recueils de sperme ont-ils été des moments : acceptables, pénibles, ou très pénibles ? » 69 % des hommes interrogés ont trouvé qu'ils étaient acceptables, 28 % pénibles et 3 % très pénibles.

Une grande majorité des réponses penche donc vers le mot « acceptables », plutôt que vers « pénibles » et « très pénibles ».

On peut en déduire que, aussi bien en termes de douleur que de stress, la difficulté représentée par l'étape du recueil n'est, dans l'ensemble, pas jugée trop sévère. Loïc, 27 ans, le résume à sa manière : « C'est un mauvais moment à passer, mais ça ne va pas plus loin. »

Pour plus de 30 % des hommes, pourtant, l'opinion est différente. Mais que cachent les termes « pénibles » et « très pénibles » ? Cachent-ils la difficulté ponctuelle qu'ils ont ressentie, par exemple, à éjaculer tout seul dans la salle de recueil ? Ou bien cachent-ils des difficultés plus profondes, une angoisse enfouie en eux qui les a suivis durant toute la durée des traitements de leur conjointe ?

Cyril, 32 ans, raconte : « La perspective du recueil m'a toujours fait très peur. Je ne sais pas vraiment pourquoi. Peut-être est-ce à cause de tous les efforts qui s'écrouleraient si je ne parvenais pas à me forcer pour y arriver. Sans doute, aussi, l'infertilité m'a enlevé une partie de ma confiance en moi. Oui, je manque certainement de confiance. Et j'avais l'impression que le recueil était un test de virilité qu'on me demandait. Nous avons fait trois FIV. À la troisième, j'étais vraiment mal. Je faisais des cauchemars. Je savais que j'étais capable de réussir le recueil, mais dans le même temps j'étais paralysé par la peur, bien plus que les deux premières fois. En fait, je me demande encore comment j'y suis arrivé. Nos trois tentatives ont échoué. Je n'ai pas envie d'une quatrième. C'est assez pour moi. »

« Plusieurs éléments peuvent rendre la masturbation difficile, explique un psychologue. En premier lieu, l'aspect impersonnel et parfois très déprimant des salles de recueil ! Mais ce n'est pas le plus important. D'une part, la masturbation renvoie chaque homme à la période de son adolescence. C'est une période où le jeune homme ne sait pas trop où il en est. La plupart des hommes abandonnent la masturbation à l'âge adulte et en gardent le souvenir d'un acte interdit, fait dans le secret, auquel est attachée une part de honte, malgré le fait qu'il soit naturel. Renouveler cet acte des années plus tard pour la FIV, au su de toute une équipe médicale, mais aussi de sa famille et de tous les gens qui sont au courant, cela peut s'avérer difficile à appréhender.

D'autre part, les notions d'éducation, d'interdits, de rigidité des valeurs, sont apprises et digérées différemment par chaque individu. Tout cela ressort dans la salle de recueil. Fantasmer pour éjaculer tout seul peut revenir à briser un nombre important d'interdits.

Enfin, bien entendu, les notions de confiance en soi, de capacité ou non à affronter de manière générale les épreuves, constituent des éléments de première importance pour aborder sereinement ou non le moment du recueil. »

Prélèvement chirurgical

Les hommes étaient invités par notre enquête à qualifier leur vécu du prélèvement. Les réponses sont peu ambiguës : les « pénible » et « très pénible » représentent à eux deux les trois quarts des réponses.

Deux éléments peuvent aider à interpréter ces données :

– Les suites d'un prélèvement chirurgical peuvent être douloureuses. La vivacité de la douleur ressentie au niveau testiculaire est très importante et dure plusieurs jours. « Il faut savoir qu'après un prélèvement chirurgical, la douleur provoquée par le simple fait de marcher est pour beaucoup d'hommes incommodante », confirme un praticien. Nul doute que les hommes qui ont ressenti cette douleur aient voulu le signifier en répondant de la sorte au questionnaire ;

– Le stress provoqué par l'acte chirurgical n'est pas anodin. Se faire prélever des spermatozoïdes n'est jamais vécu dans l'indifférence. Un stress légitime peut accompagner une telle opération, dû en partie à l'anesthésie, mais surtout à l'inconnu que représente une ponction testiculaire. Ce stress peut s'accompagner d'un sentiment de gêne ou de honte, vis-à-vis de soi-même ou de certaines personnes de l'entourage (même si très peu sont en général informées). Ces différents éléments font alors du prélèvement un moment particulièrement redouté.

Quand on leur demande « Le prélèvement chirurgical des spermatozoïdes a-t-il été un moment : acceptable, pénible, ou très pénible ? » ils ne sont plus que 25 % à le trouver acceptable tandis que pour 56 % il est pénible et 19 % très pénible.

L'étape la plus difficile

« Quels ont été pour vous les moments les plus difficiles de cette tentative de FIV ? Classez de 1 à 6 les éléments suivants, 1 étant le plus difficile. »

L'attente du résultat du test de grossesse	1
Le traitement de stimulation de votre conjointe	2
Le délai d'attente avant la tentative	3
Le prélèvement de sperme	4
Les bilans médicaux avant la tentative	5
Le transfert embryonnaire	66

Une fois de plus, on constate que les difficultés concrètes de la tentative s'effacent à l'heure du bilan, au profit des questions concernant l'issue de la FIV. Ainsi, comme pour les femmes, l'attente du résultat du test de grossesse arrive largement en tête. Les deux réponses suivantes sont très serrées.

Il est surprenant de ne trouver le prélèvement de sperme qu'en 4e position. Il semble en fait que cet aspect de la FIV soit plutôt effrayant ou dérangeant à priori mais qu'une fois le recueil réalisé, le stress qu'il a engendré soit rapidement oublié, au profit de la seule préoccupation qui reste : la FIV a-t-elle réussi ?

V

Vivre avec la FIV

14
Envisager l'échec

C'est à un long parcours, ainsi que nous l'avons décrit dans les premières pages de cette partie, que sont invités les couples infertiles avant de parvenir à la FIV. Ce parcours n'est pas un long fleuve tranquille. Empli d'attentes, d'examens, voire de premières tentatives, il est plutôt comparable à une série de montagnes russes. Teinté d'optimisme et de confiance un jour, il paraît sombre et déprimant le jour suivant. Et surtout, chaque mois, l'échec peut être là, avec son cortège de larmes et d'incompréhension.

Il en va de même pour un parcours de fécondation in vitro. C'est même avec une densité et une tension encore accrues que tous ces élans y sont mêlés. Pendant l'ensemble de la durée de la FIV, le couple va connaître d'intenses moments d'excitation et, même, de joie. Ce sera le cas notamment au jour de l'éventuel transfert embryonnaire. Les moments de découragement ne manqueront pas non plus, ni de peur.

Tous ces sentiments mêlés s'oublient très vite, dès que le résultat de la FIV est positif et qu'un bébé est annoncé. Il en va autrement lorsque, une fois de plus, l'échec est au bout de tant d'efforts. L'impatience et l'espoir doivent alors laisser place à un travail de reconstruction personnelle. Celui-ci est particulièrement difficile à mener lorsque la FIV, parfois appréhendée par les couples comme une solution miracle, avait provoqué des espérances démesurées.

On ne peut en vouloir à personne

On peut entendre par le mot échec trois catégories de situations :
– échec de la stimulation : absence de ponction ovocytaire due à une réponse insuffisante ou excessive de la patiente à la stimulation ovarienne ;
– échec de la fécondation : absence de transfert embryonnaire dû à une absence de formation d'embryons malgré la réunion de gamètes prélevés ;
– échec de l'implantation : absence de grossesse, malgré une tentative menée jusqu'à son terme.
Chacun de ces trois cas nécessite des explications et une approche particulière de la part de l'équipe médicale. Pour résumer, on peut dire que plus l'échec de la tentative intervient précocement, plus le couple ressent incompréhension et douleur.
Quel que soit le niveau de l'échec, en revanche, le couple est atteint dans l'espoir qu'il avait formé. Parfois aussi dans sa fierté, voire dans sa dignité. Il peut ressentir alors le besoin d'extérioriser sa tristesse, en manifestant la rancœur que lui inspirent les acteurs de son rêve brisé.

L'inutile rancune contre la structure médicale

La déception légitimement provoquée par un échec pousse certains couples à jeter le discrédit sur la prise en charge dont ils ont été l'objet.
Les récriminations contre l'équipe médicale sont alors fréquentes, souvent accompagnées d'une certaine véhémence. Les centres de FIV se voient accusés de tous les maux, dont le plus courant est l'absence de personnalisation des traitements.
« Les griefs qui nous sont adressés visent aussi bien les conditions de stationnement, d'attente et d'accueil du centre, que le manque de dialogue ou la manière de pratiquer tel ou tel geste médical », résume un médecin avec un certain fatalisme.

« En fait, je suis furieuse après le corps médical. J'ai l'impression d'avoir eu affaire à des techniciens qui ne prennent absolument pas en compte le facteur humain. Aucun suivi psychologique ou moral ne nous ont jamais été proposés. Pire, lorsque j'ai transmis par téléphone les résultats de l'analyse de sang à la secrétaire du médecin, elle m'a répondu : "Ça veut dire que ça a loupé." Bravo pour la psychologie ! » Fabienne, 32 ans.

COMMENT SE DONNE L'AGRÉMENT PERMETTANT À UN ÉTABLISSEMENT DE PRATIQUER L'AIDE MÉDICALE À LA PROCRÉATION ?

Il convient d'abord de savoir que l'agrément permettant de pratiquer l'AMP n'est pas donné à un établissement, mais à un praticien nommément désigné, gynécologue ou biologiste.

La loi du 29 juillet 1994 a créé la Commission nationale de médecine et de biologie de la reproduction, composée de praticiens de la procréation, de l'obstétrique, du diagnostic prénatal, du droit de la filiation, etc. Cette commission reçoit la demande d'agrément d'un praticien. Elle réalise une enquête, qui s'appuie sur les compétences théoriques (diplômes) détenues par le demandeur, et sur ses compétences pratiques (nombre d'actes réalisés, qualité des résultats obtenus). Elle émet un avis positif ou négatif. Le comité de l'Organisation sanitaire et sociale, lié à la DDASS, donne également son avis. C'est ensuite le ministère de la Santé qui tranche et donne ou non au praticien son agrément.

Cet agrément dépend aussi de critères liés à l'établissement où il exerce : conformité des locaux, respect de règles sanitaires, formation du personnel, importance géographique de l'établissement, etc.

Tous les praticiens ne reçoivent pas le même agrément. En matière de FIV, tous n'ont ainsi pas l'autorisation de pratiquer l'ICSI. En tout, environ 150 établissements, publics et privés, ont le droit aujourd'hui en France de pratiquer l'AMP, à l'échelle de l'agrément de leur praticien.

L'agrément est donné pour cinq ans. Son renouvellement nécessitera une nouvelle enquête. Des contrôles stricts et réguliers, appelés « visites de conformité », sont effectués dans les établissements agréés, par les MIR (médecins inspecteurs régionaux) de la DDASS. Ceux-ci ont un large pouvoir d'enquête et de recommandation.

Les membres des centres de FIV ont l'habitude. Ils savent que la virulence des accusations dont ils font l'objet est souvent proportionnelle à la déception des couples et à la dose d'espoir que ceux-ci avaient placée dans leur tentative.
Le même médecin ajoute : « Il faut savoir faire la part des choses. Les accusations dont nous faisons l'objet sont souvent justifiées et nous rappellent, à juste titre, que la prise en charge des patients peut toujours être améliorée. Nous savons aussi que, parfois, nous servons, en tant que personnel médical, de bouc émissaire. Et que si les couples nous en veulent, c'est parce que nous représentons le principal moyen dont ils disposent de matérialiser leur douleur et leur incompréhension. Il s'agit pour eux d'exprimer une souffrance. Cela fait partie du difficile travail de deuil qu'ils ont à faire. Si nous servons aussi à cela, ce n'est peut-être pas négligeable... »
Rappelons que des conditions draconiennes sont attachées à la délivrance d'un agrément à un praticien (voir encadré p. 179). En vertu de celles-ci, il est possible d'affirmer que les centres de FIV français n'abritent aujourd'hui que des personnels techniquement hautement compétents. Les griefs exprimés par les patients déçus, même s'ils sont respectables en vertu de la douleur qu'ils traduisent, ne sauraient donc être toujours considérés comme fondés, surtout lorsqu'ils remettent en cause la maîtrise d'une technique médicale.

L'inutile rancune contre son conjoint

Elle n'existe pratiquement jamais. Au contraire, la peine provoquée par l'échec d'une tentative a, la plupart du temps, pour conséquence de rapprocher l'homme et la femme.
On constate de façon exceptionnelle que, lorsque l'infertilité est le fait exclusif d'un seul des deux conjoints, l'échec d'une tentative peut entraîner l'autre à lui émettre des reproches. Mais s'agit-il de rancune ? Il semble qu'il soit alors question, ici encore, de l'expression d'une souffrance dont personne d'autre ne peut recevoir le poids.

L'inutile rancune contre soi-même

Beaucoup plus fréquents sont les cas dans lesquels l'échec d'une tentative pousse l'un des membres du couple à remettre en cause sa propre capacité à la réussite. Cette situation, à l'origine de laquelle prédomine souvent un sentiment de culpabilité, peut aboutir à une perte d'estime de soi-même, à une perte de confiance, à un état anxieux ou dépressif.

Les circonstances de l'échec, la personnalité de l'homme ou de la femme, la forme aussi du parcours du couple sont pour beaucoup dans l'intensité de ce sentiment.

De nombreuses femmes ressentent cette rancune à l'égard d'elles-mêmes après un échec de FIV. C'est un sentiment parfaitement normal. L'échec d'une FIV menée jusqu'à son terme, notamment, n'a pas de cause précise. On peut seulement en dire : « L'enfant ne s'est pas accroché. » La femme peut se remettre en cause à partir de là : « Pourquoi n'ai-je pas su garder notre bébé ? Suis-je anormale ? Ai-je refusé inconsciemment qu'il vienne ? Qu'est-ce que j'ai qui ne va pas ? »

Cette phase de culpabilisation, de remise en cause de soi-même, selon sa violence, peut nécessiter d'être discutée avec un professionnel. Sur ce point, voir « Savoir s'entourer », p. 195.

PORTER L'ENFANT, PORTER LE MANQUE D'ENFANT...

Les femmes ont la responsabilité de « porter » l'enfant. Dès lors que survient l'échec d'une tentative, on mesure à quel point ce verbe est lourd de sens.

Même lorsque l'infertilité provient de leur conjoint, ce sont les femmes qui, presque toujours, ressentent cette amère rancune contre elles-mêmes. Ce sont elles qui s'attribuent la responsabilité de l'échec, donc de l'absence d'enfant, et qui en portent la charge, parfois à un point que l'on a peine à croire :

« Quand la stérilité de mon mari a été découverte, j'ai pensé qu'il allait me quitter. On s'aimait, mais comment allait-il me considérer, étant donné que les chances que j'avais de lui donner un enfant étaient très faibles ? Après l'échec de notre première FIV, ce sentiment s'est aggravé. Mais non. Il m'aime, et on reste ensemble. » Valérie, 28 ans.

Conséquence : succès ou échec, une fatalité ?

Le taux de réussite moyen de la FIV est aujourd'hui de l'ordre de 20 % de grossesses par tentative engagée. Pourquoi pas un meilleur

taux? Pourquoi ici l'échec et là, la réussite? Même les plus sérieux spécialistes ne savent pas toujours le dire.
Cela ne sous-entend pas qu'une quelconque fatalité soit attachée à la fécondation in vitro. Cela sous-entend plutôt que la connaissance biologique est encore imparfaite et que des progrès déterminants sont à venir dans la maîtrise de tous les paramètres de cette technique médicale.
C'est au fur et à mesure des avancées de la recherche que les taux d'échecs continueront à baisser. C'est au rythme de ces mêmes recherches que de moins en moins de questions concernant la FIV resteront sans réponse.

Surmonter l'échec

Faire ou ne pas faire d'autres tentatives

Quel que soit le nombre de FIV déjà menées, l'échec d'une tentative invite le couple à mener une réflexion sur sa volonté ou non de retenter l'expérience.
À la lumière de tout ce qu'il a vécu durant la tentative et de la manière dont il a traversé les différentes étapes, le couple peut donner à cette réflexion deux directions principales :
– par rapport au désir d'enfant : « Où en sommes-nous dans notre désir d'enfant ? La FIV représente-t-elle toujours, malgré cet échec, le moyen le plus adapté pour nous de parvenir au comblement du désir que nous ressentons ? »
– par rapport au vécu de l'homme et de la femme : « Comment, l'un et l'autre, avons-nous vécu cette tentative qui s'achève ? Au point de vue de la douleur physique ? Du vécu des contraintes ? Au niveau du mental ? Sommes-nous prêts à nous y plonger de nouveau ? Ou bien avons-nous besoin, l'un ou l'autre, d'un moment de pause ? de réflexion ? »...
Cette double analyse, qui peut déboucher sur une évolution du couple dans sa manière de considérer la FIV, est hélas trop rarement entreprise. Notamment par les couples qui sont suivis dans de grands centres : les listes d'attente étant longues, il ne faut pas trop

traîner et se réinscrire au plus vite ! C'est dommage. Le délai qui existe alors après l'inscription pourrait constituer un terrain idéal à la réflexion ; les spécialistes constatent que c'est rarement le cas.
Il convient d'ajouter qu'il faut un certain courage pour mener cette réflexion. La FIV étant considérée à raison comme la dernière étape d'un parcours médicalisé, la remettre en cause revient à se remettre en cause soi-même, dans sa possible maternité ou paternité. Peu de couples, peut-être, sont prêts, avant l'échec de plusieurs FIV, à entamer ce cheminement.

« Nous avons tout essayé : induction d'ovulation, insémination artificielle, puis FIV, durant des mois, des années. À chaque échec, nous sortions un peu plus abîmés, physiquement et surtout psychologiquement. Assez vite, Jacques a voulu entamer une demande d'adoption. Je n'étais pas prête. Je ne pouvais renoncer à l'idée de faire un bébé. Ce n'est qu'après avoir tenté, et raté, une nouvelle FIV qu'un déclic s'est produit en moi. J'ai dit non de toutes mes forces à un combat dans lequel je me perdais. Et je me suis tournée avec mon cœur vers cette autre maternité qu'est l'adoption. Avec la certitude, cette fois, que je ne me battrais plus pour rien. J'y croyais, à cet enfant qui m'attendait autre part, même si j'étais pleine de questions. Quand Antoine est arrivé, deux ans après le début de nos démarches, j'ai ressenti un bonheur si fort, si viscéral que c'est comme si je l'avais porté. J'étais enfin devenue une maman comme les autres. »
Caroline, 38 ans.

Certains couples qui mènent sincèrement cette démarche d'analyse peuvent aboutir à des remises en cause. Selon le cas, ils choisiront d'effectuer une nouvelle tentative. Ou bien, au contraire, le couple fera le choix de tourner la page de la médicalisation et de se tourner vers d'autres voies. L'adoption peut constituer alors une alternative appropriée.

La voie de l'adoption

L'adoption peut être définie comme une histoire d'amour qu'on engage, pour la vie, avec un enfant dont l'existence a débuté loin de soi. C'est l'accueil chez soi de sa personne et de son histoire.

« Ce que j'ai appris depuis la FIV : ce qui vous fait maman, c'est d'élever l'enfant. Si j'avais compris ça, je pense que j'aurais envisagé la solution de l'adoption. » Magali, 31 ans, mère grâce à la FIV.

La FIV et l'adoption, un état d'esprit différent

Même lorsque l'infertilité crée pour eux un manque terrible, ce n'est pas du jour au lendemain que des parents peuvent envisager l'adoption d'un enfant. C'est avec beaucoup de temps aussi que, le cas échéant, l'adoption deviendra réalité.

Il est différent de passer d'une démarche de FIV à une démarche d'adoption. Tout simplement car, dans un premier temps, vouloir adopter, c'est précisément faire le deuil d'un enfant né de soi, dont on a peut-être toujours rêvé. Ce n'est que dans un second temps que les valeurs d'accueil, d'amour et de don que représente l'adoption peuvent naître.

L'adoption bénéficie aujourd'hui, par le biais d'émissions télévisées émouvantes et largement diffusées, d'un fort taux de sympathie dans l'opinion et d'une meilleure information. On ne peut que s'en réjouir, même si les visions idéalisées ou au contraire dramatisées que laissent entrevoir ces émissions ne rendent pas toujours justice à la réalité du problème, bien souvent moins tranchée.

Penser à adopter, c'est entamer une relecture de soi-même, de sa vie en couple, de son futur. C'est ré-imaginer une vie de famille. C'est savoir que de grands bonheurs aussi bien que d'immenses déceptions pourront naître de l'aventure, exactement comme avec un enfant naturel.

Peut-on mener de front une FIV et une démarche d'adoption ?

En soi, rien ne l'interdit. Mais la question sera forcément abordée au cours des entretiens liés à l'agrément. L'Aide Sociale à l'Enfance considère avec raison que les deux démarches sont d'une logique très différente et qu'il faut avoir fait le deuil de l'enfant biologique pour pouvoir s'ouvrir à l'accueil d'un enfant déjà existant, forcément différent de celui qui naîtrait de soi.

Quelques repères

Environ 5 000 enfants sont adoptés par an en France, dont 3 500 en provenance de l'étranger. Ce chiffre place, en valeur absolue, notre pays à la deuxième place mondiale derrière les États-Unis (9 000 adoptions par an). Si l'on rapporte en revanche le nombre d'adoptions au nombre d'habitants, la France est le premier pays adoptant du monde.
L'adoption d'un enfant français est placée sous l'autorité des services du Conseil Général de chaque département. Le préfet est en effet le tuteur légal des pupilles de l'État, qui représentent les enfants adoptables.
L'adoption d'un enfant étranger est régie, selon le pays d'origine de celui-ci, soit par la Convention de La Haye (Pays-Bas) du 29 mai 1993, soit par des accords bilatéraux.

Qu'est-ce que la Convention de La Haye?

La Convention de La Haye sur la protection de l'enfant a été rédigée pour prévenir de nombreux abus et déviations possibles en matière d'adoption internationale. En établissant notamment des règles communes de procédure, elle vise à ce que l'intérêt de l'enfant soit garanti dans l'ensemble des démarches menant à l'adoption.
Au 1er janvier 2003, la Convention s'applique entre les 38 pays qui l'ont ratifiée : Mexique, Roumanie, Sri-Lanka, Chypre, Pologne, Espagne, Équateur, Pérou, Costa Rica, Burkina Faso, Philippines, Canada, Venezuela, Finlande, Suède, Danemark, Norvège, Pays-Bas, France, Colombie, Australie, Salvador, Israël, Brésil, Autriche, Chili, Panama, Italie, République tchèque, Allemagne, Albanie, Slovaquie, Slovénie, Bolivie, Bulgarie, Luxembourg, Lettonie, Suisse.

Les étapes de l'adoption

À l'image d'un parcours médicalisé, un parcours d'adoption est strictement balisé. On peut le diviser en deux étapes :
– *La procédure d'agrément.* Longue de neuf mois, elle est placée sous la responsabilité du service de l'Aide sociale à l'enfance du département où résident les adoptants. L'agrément est le résultat

d'une enquête sur la motivation des futurs parents, sur leur parcours familial et personnel et sur les conditions dans lesquelles pourra être accueilli l'enfant.

Pour cette enquête d'agrément, le couple doit nécessairement s'entretenir avec :

– un(e) psychologue, avec qui il va parler de son histoire et de son désir d'enfant ; il va devoir montrer que son équilibre psychique est compatible avec une adoption ;

– et un(e) assistant(e) social(e), qu'il devra renseigner sur les conditions matérielles de l'accueil futur de l'enfant. Avec lui (elle), le couple va également réfléchir à la vie à la maison après l'adoption.

Ces intervenants ont une grande latitude pour l'organisation des rencontres. Leur mission est de s'assurer que le désir d'adoption n'est pas passager, qu'il est ressenti par les deux membres du couple et qu'il ne représente pas une solution « faute de mieux » à l'impossibilité de concevoir.

Lorsqu'un couple a connu un parcours de FIV et que son désir d'enfant est contrarié depuis plusieurs années, l'enquête lui semble longue et parfois inutilement pointilleuse. Rien n'est parfait. L'enquête d'agrément ne doit pourtant pas être interprétée comme un examen pour le principe, ni comme une sélection de parents idéaux. C'est en fait un acte de respect vis-à-vis de l'enfant que le couple se propose de recevoir. Il ne faut pas oublier que c'est de la vie future de celui-ci dont il est question. Que cet enfant, puisqu'il est adoptable, a connu l'abandon. Que cette situation rend nécessaire sa protection, sans compromis.

L'agrément est valable pour un seul acte d'adoption, que celui-ci concerne un enfant unique ou bien une fratrie. Il devra être renouvelé pour d'autres adoptions postérieures. Sans lui, toute adoption sera totalement impossible.

– *La recherche de l'enfant.* Après l'obtention de l'agrément, les situations deviennent multiples. L'agrément ne donne pas « droit » à un enfant. De nouvelles démarches sont donc nécessaires. Plusieurs mois ou plusieurs années d'attente supplémentaire sont envisageables.

L'adoption d'un enfant né en France est décidée dans le cadre du département, par un organisme appelé le Conseil de famille, placé sous l'autorité du préfet. Quelques associations sont également autorisées par la loi à placer des enfants français en vue de l'adoption.

Il s'agit souvent d'enfants handicapés, auxquels elles tentent de trouver une famille (L'eau de vie, Emmanuel).

Les modalités de l'adoption d'un enfant né à l'étranger sont extrêmement diverses, tout comme le temps qui peut y être attaché. Chaque pays a ses principes et ses organismes. Dans certains, les couples pourront entreprendre une démarche individuelle, auprès d'orphelinats ou de structures se trouvant sur place. Dans d'autres, tout devra se faire sur dossier et à distance. Il convient de se renseigner au cas par cas. En France, c'est le ministère des Affaires étrangères, par le biais d'un de ses organismes nommé la MAI (Mission pour l'adoption internationale) qui centralise l'ensemble des démarches et des informations. De nombreuses associations sont également autorisées à assurer, pour le compte des couples, le suivi des démarches.

Une fois l'enfant « trouvé », c'est un jugement rendu en France qui le déclarera fils ou fille du couple adoptant. Selon que l'adoption sera plénière (effacement de tout lien juridique entre l'enfant et sa famille d'origine) ou simple (préservation d'un lien juridique entre l'enfant et sa famille d'origine), les éléments d'état civil de l'enfant, son nom et sa nationalité seront modifiés dans des proportions différentes.

Comment penser à l'adoption ?

Le plus important semble être d'englober l'adoption dans une réflexion à long terme sur la vie familiale qu'envisage le couple. Les démarches d'adoption trouvent leur aboutissement au jour où l'enfant arrive à la maison. Mais ce jour-là marque le début d'une autre histoire : celle de la relation quotidienne avec lui. Il convient d'envisager le plus tôt possible cette vie future, dans tous ses aspects, merveilleux comme plus difficiles.

Les entretiens qu'il est possible d'avoir avec des associations, des couples ayant adopté ou des professionnels, aident grandement à y voir clair. Les entretiens liés à la procédure d'agrément, si celle-ci est menée, permettent aussi de se projeter dans cette future vie familiale. Même si chaque histoire est unique, l'expérience des autres est riche d'enseignements. Elle peut constituer une aide précieuse pour réfléchir, ainsi que pour se préparer.

« Tomber enceinte » spontanément après une adoption

C'est une situation qui est loin d'être exceptionnelle. Même s'il n'existe pas de statistiques à proprement parler sur le sujet, il apparaît que, pour de nombreux couples, l'adoption d'un enfant constitue un déclic. Celui-ci, de manière paradoxale, ouvre une période de grossesse.

« Je l'ai d'abord très mal pris, résume Anne, 38 ans, qui, après 12 FIV et deux mois après l'adoption d'un petit garçon, a constaté qu'elle était enceinte. J'ai demandé au centre de FIV : qu'est-ce que vous m'avez raconté pendant toutes ces années ? Savez-vous vraiment ce que vous faites endurer aux couples ? Ils n'ont rien su répondre. Il s'agit pourtant d'un des plus importants centres français. »

Pour le corps médical, un tel enchaînement des faits est *a priori* un motif d'insatisfaction. Il tend à suggérer que le facteur psychologique est l'acteur principal de nombreuses stérilités inexpliquées. Or, un grand nombre de praticiens résiste à l'idée de l'accepter.

« Plus simplement, suppose un médecin, il est probable qu'un événement tel qu'une adoption ouvre une période nouvelle dans la sexualité du couple. L'acte est exécuté plus souvent que durant toute médicalisation et avec une gratuité renouvelée, c'est-à-dire sans la pression du résultat. Ces éléments sont favorables à l'éventualité de la survenance d'une grossesse, sans qu'une quelconque part d'irrationnel y soit attachée. »

Qu'elle soit considérée par les patients comme une bonne ou une mauvaise nouvelle, l'apparition d'une grossesse après une adoption semble en tous cas pousser le corps médical à l'humilité. Oui, la médecine est encore muette sur de nombreux aspects de la reproduction de l'homme, notamment sur la plupart des mécanismes du cerveau actifs dans ce domaine.

15
La réussite, conclusion idéale de l'aventure

Il y a grossesse ! Quel bonheur ! L'objectif tant visé se réalise enfin, l'espoir n'en est plus un, il est réalité !
Le succès d'une FIV est une joie extraordinaire pour le couple. « C'est une émotion d'autant plus forte que toutes les années qui ont passé sans ce bébé nous ont appris à mesurer le prix de sa présence », résume une future maman croisée dans un couloir d'hôpital, tandis qu'elle vient saluer les membres de l'équipe qui l'ont « accompagnée » dans sa tentative.
Oubliés les larmes, les échecs répétés, l'angoisse, la peur et les douleurs, oubliés les coups de cafard, les contraintes des traitements ! Le bonheur est là, il prend toute la place. Les mois prochains serviront à préparer la chambre du ou des bébés, à tricoter... Peut-être va-t-il falloir changer de voiture ? Les questions qui viennent sont celles que se posent tous les parents avant une naissance.
Autour du couple, le service de FIV est également concerné par une réussite. Et pas seulement pour son aspect statistique, même si celui-ci a son importance. Dans de très nombreux centres (et principalement dans ceux de taille moyenne, où le visage et le dossier de chaque patiente sont connus par l'ensemble de l'équipe), l'annonce d'un succès est un véritable moment de fête. C'est une récompense à laquelle tous les acteurs prennent part.
Enfin, la famille et l'entourage du couple palpent eux aussi du bonheur. Des grand-parents vont peut-être l'être pour la première fois,

des frères et sœurs devenir oncle ou tante… L'entourage, lorsqu'il sait par où le couple est passé, ressent lui aussi une joie sincère. Bref, c'est le bonheur à tous les étages !

> « L'échographe a eu un sourire. Le premier que je lui voyais. Elle m'a dit : "Vous l'attendiez celui-là, n'est-ce pas ? Et bien vous voyez ce petit point qui pulse : c'est le cœur !" En sortant de chez elle, la rue de Varennes était sous la neige. Je me souviendrai toujours de mon envie d'embrasser tous les CRS qui faisaient le planton devant l'hôtel Matignon ! » Anne-Sophie, 28 ans.

La délicate fin d'un équilibre à deux

À la différence de nombreux enfants spontanés, qui arrivent assez rapidement après la décision de concevoir, les enfants issus de FIV ont la particularité de survenir entre un père et une mère qui, depuis plusieurs années, par la force des choses, se sont habitués à vivre l'un en face de l'autre, et l'un pour l'autre. Une organisation, un état d'esprit, des habitudes et, surtout, une manière rodée de fonctionner ensemble tissent la relation de leur couple.

Les années passées sans enfant ont solidifié toutes les composantes de cette relation à deux. Le couple, tout en regrettant de ne pas connaître son accomplissement dans un bébé (et tout en étant médicalisé pour cela), s'est construit un rythme et des repères dans lesquels celui-ci, par évidence, n'a pas sa place.

Lorsque le résultat de la FIV est positif, c'est toute l'assise de cet équilibre conjugal qui est remis en question.

La période de l'attente d'un enfant conçu par FIV est rarement problématique, car, même si l'enfant est au cœur de l'intérêt du couple, il n'est physiquement pas présent. L'homme et la femme peuvent garder leurs habitudes et leur manière de vivre.

Il en va autrement lorsque l'enfant est là. Les « effets secondaires » sur le couple d'une naissance après FIV sont parfois loin d'être négligeables. Finis les habitudes et l'ancien équilibre ! L'enfant doit trouver sa place, et c'est sur le territoire de la relation qu'avaient ses parents qu'il va le faire.

UN BÉBÉ THÉORIQUE

Une autre explication à la fréquence des problèmes de couples après FIV peut être trouvée dans le fait que le temps qui passe rend insidieusement de plus en plus « abstraite » l'idée même d'avoir un bébé.
À force d'être attendu et espéré en vain durant plusieurs années, l'enfant devient pour le couple une image, qui se détache petit à petit de la réalité. Il devient un rêve, sinon inaccessible, du moins merveilleux.
Lorsqu'il arrive après la FIV, ses parents passent brutalement du théorique et du rêve à une réalité très concrète. Cette remise au net demande un temps d'adaptation qui n'est pas toujours commode à gérer. Les relations du couple peuvent évidemment en souffrir.

Les problèmes de couple sont fréquents après une FIV réussie. Les divorces ne sont pas exceptionnels. La tension que crée la rupture d'un équilibre particulier, installé par plusieurs années de pratique, n'est pas anodine.

La grossesse et l'accouchement

Hormis le problème des grossesses multiples (voir p. 146) plus fréquentes à la suite d'une FIV, une fois la grossesse avérée, on s'inquiète souvent de la suite.

La FIV augmente-t-elle la probabilité de fausse couche ?

C'est un fait : le nombre de fausses couches après une FIV est plus important que le nombre de fausses couches survenant dans le cadre de grossesses spontanées.

Les chiffres sont éloquents. On constate, de manière générale, pour des femmes âgées de 35 à 40 ans, un risque de fausse couche précoce d'environ 30 %. Chez les femmes de plus de 40 ans, ce risque dépasse 40 %.

« L'âge moyen des patientes est plus élevé en FIV qu'en grossesse spontanée, explique un praticien. Le passé biologique et médical est également plus lourd. Il en découle que la possibilité d'une fausse couche après une tentative de FIV doit, hélas, toujours être prise en considération. Même si c'est dur à faire, je recommande quotidiennement aux femmes de plus de 40 ans qui viennent en FIV de ne pas crier victoire trop fort lorsque leur premier test de grossesse est positif. »

On ne peut pas attribuer la fréquence des fausses couches après FIV à la pratique même de cette technique. Il convient plutôt de retourner la proposition, et d'écrire : si le nombre de fausses couches est plus important en FIV, c'est parce que la technique concerne des patientes dont le profil est particulier, en terme d'âge ou de situation médicale, par rapport à la population des femmes pouvant être spontanément enceintes.

Un accouchement comme les autres ?

L'accouchement d'une « patiente FIV » n'est pas nécessairement différent de celui d'une femme ayant eu une grossesse spontanée. La plupart du temps, il se déroule même de façon parfaitement naturelle et satisfaisante, sans que le fait que la grossesse ait été obtenue par FIV ne joue un rôle quelconque dans l'appréhension de ses diverses étapes.

Dans bien des circonstances toutefois, on ne saurait nier que, sur le plan émotionnel comme au niveau médical, les différents acteurs peuvent le considérer d'un autre œil.

La patiente, en premier lieu, peut vivre ce moment de bien des manières. « Certaines femmes viennent accoucher de manière très décontractée, en “oubliant” volontairement qu'elles ont fait une FIV, raconte une sage-femme. Ce sont généralement les femmes plutôt jeunes. D'autres, au contraire, ne parviennent pas à se détacher de la particularité qui a marqué la conception de leur enfant. Au moment de l'accouchement, elles ressentent un stress très important, voire

un manque de confiance en elles, qui évidemment peut influer sur le déroulement des opérations et sur la sérénité de l'équipe médicale. »
En effet, comment comparer, par exemple, l'appréhension légitime d'une jeune femme de 22 ans, enceinte spontanément, qui vient accoucher pour la première fois, et l'angoisse ressentie par une « patiente FIV » de 40 ans, qui vient accoucher pour la première fois également, mais après une succession importante de tentatives, voire de fausses couches ?
Leur état d'esprit en salle d'accouchement risque légitimement d'être différent.

Pour l'homme, l'accouchement de sa conjointe est une étape charnière de sa relation avec elle. C'est la fin d'une attente et le début d'une nouvelle vie. Parce qu'il n'a pas le choix, l'homme vit souvent l'accouchement « par procuration ». Et en fonction de l'état d'esprit de sa conjointe, ses émotions peuvent être très contrastées : sentiment de malaise ou de culpabilité si elle a mal, sentiment au contraire d'efficacité et de fierté si elle témoigne qu'elle a besoin de sa présence.
On trouve là les ingrédients d'un accouchement classique. En fait, hormis certains cas particuliers, il semble bien que, même lorsque la grossesse est due à une FIV, celle-ci ne joue dans l'attitude de l'homme aucun rôle particulier.

À l'image de ce qui se passe pour l'homme, l'équipe médicale vit les étapes de l'accouchement en fonction de l'état d'esprit de la patiente : de manière détendue si celle-ci est confiante ; de manière stressée si elle est angoissée.
À la différence de l'homme toutefois, l'équipe obstétricale doit évidemment tenir compte des paramètres médicaux éventuels. Son attention pourra être plus soutenue sur tel cas que sur tel autre, en fonction des éléments contenus dans le dossier médical... comme au cours de n'importe quel accouchement.
En fait, la particularité médicale des « patientes FIV » tient au fait :
– que leur moyenne d'âge au moment de l'accouchement est globalement plus élevée que celle des femmes ayant eu une grossesse spontanée ;
– qu'une forte proportion d'entre elles a connu ou connaît des troubles gynécologiques pouvant nécessiter une attention particulière.

Et puis, surtout, l'équipe est mise sous pression par l'aspect émotionnel de certaines grossesses obtenues par FIV. Pour reprendre l'exemple cité plus haut, dans lequel nos deux patientes imaginaires de 22 et 40 ans accouchent ensemble avec le parcours que l'on a décrit, il est possible que l'attention du personnel soit plus aiguë vis-à-vis de la femme de 40 ans, tout simplement car son bébé possède un « prix » (le mot est inconvenant, mais rend le mieux compte de la situation) émotionnel plus fort, entraînant un suivi plus intense.

	Âge moyen des gens effectuant une FIV
Femmes	33, 15 ans
Hommes	33, 8 ans

Couper le lien avec le centre… en y mettant les formes !

La réussite d'une tentative entraîne, de manière évidente, une cessation des relations entre le couple et le service de FIV qui l'a suivi. Cette rupture, il faut le dire, est fréquemment un plaisir pour les futurs parents. Le service symbolise à lui seul beaucoup des moments difficiles qu'ils ont connus. La patiente, en particulier, n'en connaît que trop chaque recoin, chaque siège… Lorsqu'elle apprend qu'elle est enceinte, elle n'a bien souvent qu'une envie : tourner la page médicale, oublier la FIV, pour entrer dans sa nouvelle vie de mère ! Aucune obligation ne la lie plus avec le centre. Elle peut faire suivre sa grossesse par n'importe quel gynécologue.

Les centres, à juste titre, ressentent avec un brin d'amertume le dédain dont font alors preuve à leur égard certaines patientes. Parfois, ils ignorent même si une tentative a réussi ou échoué ! Le nécessaire investissement de toute une équipe, en temps, matériel et personnel, semble pourtant mériter, au moins, que celle-ci soit tenue au courant des résultats de son propre travail.

Un coup de fil, un mot sur un bristol, voire une photo du bébé envoyée à l'équipe de FIV après sa naissance, sont des politesses nécessaires. Leur utilité n'est pas seulement de faire plaisir ou non aux membres du service. C'est aussi de leur permettre d'assurer la bonne marche de leur centre. C'est encore de leur permettre, grâce à une meilleure connaissance de leur propre travail, de proposer un accueil et une technicité toujours meilleurs aux futurs couples dont ils auront la charge.

16
Savoir s'entourer

Quels que soient les questions qu'il se pose ou les besoins qu'il ressent, le couple dispose autour de lui de multiples interlocuteurs potentiels susceptibles d'y répondre. Il n'en a souvent pas conscience, car beaucoup de ceux-ci sont des professionnels : médecins, psychologues, acupuncteurs, prêtres... qu'il n'a pas forcément l'habitude de côtoyer. De plus, leur consultation revêt une certaine solennité (et pour certains un coût) qu'il peut estimer inadaptée à son cas personnel.
Songer à faire une FIV, ou être en train d'en mener une, entraîne des questionnements parfois complexes, un stress, une perte de repères. C'est pour cette raison qu'on constate de façon très courante que, malgré la réticence qu'il peut ressentir, le couple cherche de l'aide.
Sa demande peut avoir de multiples formes : il peut rechercher une écoute, une réponse à des questions qu'il se pose, un besoin de se changer les idées, des pistes pour aller mieux ou pour se détendre... L'homme et la femme, surtout, peuvent avoir des besoins différents, et se tourner l'un et l'autre vers des membres variés de leur entourage extérieur.
Selon le contenu des préoccupations, le ou les interlocuteurs vont être spécifiques.

Le service de FIV

Le service de FIV reste le meilleur des interlocuteurs possibles pour se renseigner ou échanger sur tout ce qui concerne le déroulement et les à-côtés d'une tentative :
– le principe médical d'une tentative ;
– les étapes du protocole et leur chronologie ;
– les explications concernant les soucis de vécu concrets d'une tentative : douleurs, saignements, etc.

Souvent peu disponible, surtout dans les grands centres, le personnel ne favorise pas toujours un dialogue quotidien. C'est pourquoi il faut, si l'on veut poser des questions ou faire part d'une préoccupation, profiter des rencontres que permet le déroulement d'un protocole.

L'entretien personnalisé avec le médecin

Le lancement d'un protocole nécessite la rencontre des deux membres du couple avec le médecin qui supervisera leur tentative.

Le plus souvent, même s'il s'agit d'une première FIV, le couple connaît déjà ce praticien. Il l'a rencontré à l'occasion des examens liés au bilan d'infertilité ou il a mené avec lui d'autres tentatives (induction d'ovulation, insémination artificielle).

Dans d'autres cas, il peut arriver qu'ils ne se connaissent pas ; par exemple, à la suite d'un changement géographique du couple, après des tentatives suivies dans un autre centre.

Cet entretien est une invitation pour le couple à questionner ce spécialiste sur les points qui le préoccupent. C'est l'un des rares moments où il aura facilement l'opportunité de le faire. Il faut donc en profiter pour l'interroger, afin de s'armer au mieux avant de commencer les traitements. Soit le médecin y répondra ; soit, si la question ou l'observation ne sont pas de son domaine, il aiguillera le couple vers l'interlocuteur compétent.

À noter : dans l'hypothèse de tentatives successives, cet entretien n'est pas systématiquement reconduit. La situation médicale du couple est connue, son comportement à la première ou aux premières FIV également. Par courrier, en cas de besoin, le praticien demande simplement la réalisation d'examens permettant de préparer la nouvelle tentative. Si le couple souhaite malgré tout un entretien particulier à ce moment-là, il lui appartient alors de prendre l'initiative de solliciter un rendez-vous.

LE SECRET MÉDICAL MIS À MAL

À partir du moment où le patient est un couple et non une personne unique, la notion de secret médical perd son sens habituel. En effet, l'information et les traitements sont dirigés vers deux individus. Certes, le médecin ou le laboratoire ne communique les résultats en tant que tels qu'au patient concerné. Toutefois, pendant la consultation, ces résultats peuvent être évoqués en présence du conjoint.

Cette communication double est très inhabituelle et, même, unique. Elle est vécue de manière parfaitement naturelle par la plupart des couples ; il n'en demeure pas moins qu'elle n'est pas anodine. Elle s'additionne à la liste des particularités qui marquent la FIV.

La réunion collective d'information

De nombreux centres organisent, à intervalles réguliers, une réunion à l'intention des couples qui s'apprêtent à vivre la FIV. Généralement animée par un praticien, celle-ci permet de rencontrer en même temps plusieurs membres de l'équipe. Son objectif est quadruple :
– présenter l'équipe médicale aux couples ;
– présenter le principe médical de la FIV (souvent à l'aide d'un film vidéo ou d'illustrations) ;
– donner des informations pratiques sur le déroulement d'un protocole (chronologie, organisation) ;
– répondre aux questions qui se présentent.
Assister à cette réunion n'est jamais obligatoire. C'est toutefois vivement conseillé. Les informations très pratiques qui y sont données éviteront par la suite une multitude d'inquiétudes et de coups de téléphone inutiles.
L'aspect collectif de cette réunion empêche souvent, hélas, qu'elle constitue un échange véritable. Quelques personnes y posent des questions, mais beaucoup n'osent pas ou n'en ont pas envie. C'est bien dommage car la présence de plusieurs membres de l'équipe permet de mieux comprendre les compétences de chacun.

La famille et les amis

Voir la dernière partie de ce livre, entièrement consacrée à l'aspect relationnel de l'infertilité et de la FIV.

La consultation d'un(e) psychologue

Parmi les rares personnes qui peuvent, de manière professionnelle, compléter le travail des équipes médicales, le psychologue figure naturellement en première place.
La particularité de sa compétence est d'être à même d'écouter et de comprendre la souffrance solitaire que ressentent les patients et face à laquelle les centres de FIV se montrent souvent désarmés. Il sait aussi apporter des réponses si c'est nécessaire.
En matière d'infertilité et de FIV, la grande majorité des personnes qui consultent sont les femmes. Viennent ensuite les consultations en couple. Enfin, en plus faible nombre, figurent les hommes seuls.

« Si je vais voir un psy, c'est que je ne suis pas normale... »

C'est tout le contraire. Consulter un psychologue est un acte positif, qui n'est pas un aveu de faiblesse, mais une démarche d'ouverture. Discuter avec un psychologue, même si ce n'est qu'une fois, c'est faire le point sur ce qui ne va pas, ce qui dérange ou ce qui questionne ; réfléchir à l'origine d'un malaise. C'est se confier, décharger un fardeau, plutôt que le garder pour soi et constater qu'il est, au fil du temps, de plus en plus lourd.
Il est possible de consulter un psychologue tout à fait librement, que ce soit dans le cadre du centre de FIV ou bien à l'extérieur.

« Les femmes ne viennent jamais consulter pour leur plaisir. Elles viennent parce qu'elles en bavent ! » Une psychologue.

« Que peut m'apporter d'aller voir un psy ? »

Les doutes et questions engendrés par l'infertilité et la FIV sont innombrables, car ils se présentent de façon personnelle, donc différente, à chaque patient. C'est en fonction de l'écoute de chacun que le psychologue va tenter, si besoin est, de lancer une réflexion.

« EST-CE DANS MA TÊTE QUE ÇA BLOQUE ? »

En cas d'infertilité inexpliquée, beaucoup de femmes pensent que leur inconscient leur joue des tours. Et lorsque le bébé ne vient toujours pas malgré la FIV, elles évoquent le langage incompréhensible de leur corps, qui donne l'impression de lutter contre leur volonté. C'est une inquiétude très souvent évoquée en consultation.

Le fait même de soupçonner ces « blocages » devant un professionnel est bénéfique. Cela permet à la patiente de rendre officiellement leur place aux aspects humain et psychique de la FIV, trop souvent cachés par l'efficacité technique demandée aux tentatives. Or, « quand on parle de reproduction, la richesse de la relation entre le psychique et le somatique[1] est tout à fait étonnante chez les femmes[2] ».

« Certaines femmes viennent juste pour se confier, puis repartent, analyse une psychologue. Beaucoup viennent décharger leur colère ou leur angoisse. Il faut que ça sorte. D'autres viennent pour engager une réflexion, et alors, parfois, on se retrouve à parler de choses qui semblent situées à mille lieues de la FIV. La particularité d'une consultation, c'est qu'au fond les patients ne savent pas où cela va les entraîner. À l'arrivée, si les gens se connaissent un peu mieux en sortant du cabinet, ou s'ils sont parvenus à mettre le doigt sur un malaise qu'ils n'arrivaient pas à comprendre, alors ils seront mieux armés pour aborder la FIV. »

➡ La consultation d'un psychologue est un accompagnement proposé aux patients. Ce n'est pas une prestation standard dans laquelle un traitement stéréotypé serait proposé à l'évocation de tel ou tel symptôme.

1. Somatique : qui concerne le corps ; par opposition à psychique : qui concerne l'esprit.
2. Élisabeth Jéronymidès, *Elles aussi deviendront mères*, Payot, 2001.

Consulter en couple

Les hommes seuls font rarement la démarche de consulter. Par contre, en matière d'infertilité ou de FIV, les démarches en couple sont fréquentes.
« C'est une bonne chose, car au milieu de la tourmente que représentent la situation d'infertilité, les examens du bilan médical ou le déroulement de la FIV, la question qui se pose est : "Que devient le couple ?", souligne la même professionnelle. Je pense par exemple aux personnes pour lesquelles les tentatives se succèdent depuis deux, trois ou quatre ans : dans leur désir incompressible de réussir à avoir un bébé, ces couples ne risquent-ils pas, finalement, de se perdre ? »
Il n'existe pas de moment qui soit meilleur qu'un autre pour consulter. C'est lorsqu'un problème surgit et qu'il s'avère difficile à surmonter, qu'une rencontre avec un professionnel peut être nécessaire. Ce peut donc être, selon les cas, avant, pendant ou même après la FIV.

La voie de l'acupuncture

Pour la médecine traditionnelle (occidentale), la possibilité de se reproduire est gouvernée chez l'être humain par un seul critère : le bon fonctionnement des organes reproducteurs féminin et masculin. Contrairement à cette conception, l'acupuncture ne juge pas forcément suffisant le bon fonctionnement de ces organes. Pour elle, le corps humain forme un tout, et son équilibre général a autant d'importance dans la possibilité pour une femme d'être enceinte que le bon état physiologique de son système reproducteur.

Qu'est-ce que l'acupuncture ?

Discipline médicale d'origine chinoise, l'acupuncture consiste à placer des aiguilles métalliques sur des points précis du corps humain. L'objectif de cette méthode est d'établir l'équilibre :
– au sein de l'organisme du patient d'une part ;
– entre l'organisme du patient et le milieu extérieur d'autre part.

L'acupuncture est aujourd'hui enseignée en université de médecine et pratiquée en France par de nombreux généralistes. Il existe également des acupuncteurs traditionnels qui ne soignent que par cette méthode. Pour les uns comme pour les autres, l'acupuncture n'est pas le fruit d'un quelconque pouvoir plus ou moins ésotérique. Il s'agit bel et bien d'un savoir, qui correspond à des connaissances et une technique précises.

Acupuncture, infertilité et FIV

En aucun cas, l'acupuncture ne saurait se substituer au diagnostic médical fourni par un spécialiste, gynécologue ou biologiste.
Son rôle peut cependant s'avérer double :
– elle peut favoriser – en l'absence de tout diagnostic définitif – la possibilité de grossesse, par une action sur différentes fonctions du corps ;
– elle peut aider, assez efficacement, à vivre de manière sereine un traitement de FIV, grâce à son action équilibrante et relaxante. L'acupuncture permet la mise en place d'une relation forte, à la fois technique et humaine, entre le praticien et le patient. À ce titre, elle peut constituer une idée judicieuse d'aide et de soutien.

➡ L'acupuncture propose une approche différente du corps, en le considérant dans sa globalité. Cette approche est complémentaire de celle proposée par la médecine. Pendant une FIV, elle peut produire des effets bénéfiques sur le bien-être et la confiance des patients.

En parler avec une personnalité religieuse

À quoi peut servir la religion dans une réflexion sur la FIV ?

Toute religion indique à ses fidèles un chemin à suivre, un type de comportement qui, dans chaque circonstance, lui apparaît conforme à la morale. Ce sont les règles de morale religieuse.

Ces règles n'ont pas, dans les démocraties, de force obligatoire. Elles constituent simplement un outil de réflexion ; elles guident le comportement de celles et ceux qui acceptent de les observer, en vertu de la foi qui les anime.
Toutes les religions (voir pages suivantes) ont une position concernant la fécondation in vitro. Elles proposent une ligne de conduite, par l'intermédiaire de cette position. C'est en cela qu'elles peuvent constituer une aide dans la réflexion d'un couple à propos de la FIV.
La consultation par le couple (ou par l'un de ses membres) d'une personnalité religieuse, prêtre, pasteur, imam ou rabbin, peut correspondre à plusieurs types de demande :
– avoir réponse à une ou plusieurs questions par rapport à la morale ;
– avoir l'interprétation d'une règle de morale ;
– obtenir conseil, en fonction de son cas personnel ;
– mener une réflexion intérieure par rapport à la démarche de fécondation in vitro ;
– etc.

Une réflexion souvent cachée

Le plus souvent, la rencontre d'une personnalité religieuse est provoquée par le couple avant que ne soit fait le choix d'entamer une tentative. C'est pour cette raison que les psychologues et le personnel des centres de FIV en entendent peu parler. Il serait donc présomptueux d'en déduire que cette réflexion n'a que rarement lieu.

Quelle différence existe-t-il entre l'éthique et la morale religieuse ?

L'éthique a pour ligne directrice de réflexion la vie en société et le respect de la dignité et de l'intégrité de chacun.
La morale religieuse s'appuie sur la présence divine contenue dans tout être humain et sur la supériorité de la volonté de Dieu sur la volonté humaine (« Que ta volonté soit faite », dit-on dans le « Notre Père »).
Dans leur traduction, les règles d'éthique et de morale religieuse sont parfois très proches. Par exemple, le respect de toute vie est le principe fondamental des unes comme des autres. Mais la définition de la vie peut varier.

Le cas particulier de l'Église catholique

Des quatre religions profondément implantées aujourd'hui en France (catholique, protestante, islamique, juive), l'Église catholique possède l'opinion la plus tranchée concernant la FIV. Elle la refuse, condamnant en particulier les atteintes à la vie causées par la principale manipulation liée à cette technique : la mise à disposition du nombre le plus élevé possible d'embryons, au prix de la destruction de beaucoup d'entre eux quelques heures plus tard.
L'absence d'ambiguïté de cette condamnation morale n'est pas sans laisser perplexes de nombreux couples touchés par l'infertilité. Si une attitude chrétienne doit pousser à porter sur chaque personne un regard d'amour et de compréhension, est-il légitime que le dogme catholique lui-même condamne par principe, sans nuance et sans prise en compte de la particularité des cas, la démarche de « dernier recours » que constitue la FIV pour des milliers de couples blessés par l'absence d'enfants ?
La position de l'Église doit-elle être prise au pied de la lettre ? La fécondation in vitro est-elle purement et simplement interdite ? Est-il possible de la pratiquer sans être soi-même « condamné » ? Les prêtres confrontés physiquement à la détresse des couples peuvent-ils tenir le même langage que le pape et les évêques ?

Le point de vue de l'Église catholique sur la FIV

L'Église catholique affiche une réserve mesurée quant à la pratique de l'aide médicale à la procréation en général. Concernant le cas particulier de la FIV, cette réserve se transforme en franche hostilité. Les raisons de la condamnation morale de la fécondation in vitro ont toujours été les mêmes. Elles peuvent se résumer en trois points.
1. Avoir un enfant est-il un droit ? L'Église refuse qu'un enfant puisse être un « produit », voulu à n'importe quel prix par un couple. Selon elle, l'homme et la femme ne sont pas destinés à *faire* des enfants, mais à *avoir* des enfants. Autrement dit, avoir un bébé est un don de Dieu, ne pas en avoir doit être accepté.
Pour cette raison, un couple peut se lancer dans certaines formes de traitement non radicales, à partir du moment où elles « aident » la nature sans se substituer à elle. La stimulation simple de l'ovulation,

par exemple (sans fécondation hors du corps humain, ni destruction d'embryons), est tolérée. En cas d'échec, le couple doit alors envisager la vie sans enfants ou l'adoption.
2. La fécondation se passe en dehors de l'acte sexuel. L'Église constate qu'avec la FIV le surgissement de la vie est le fruit d'un acte technique et non la conséquence immédiate d'un acte d'amour partagé. Elle juge cela moralement inacceptable.

« L'union des époux est le geste à partir duquel une conception peut moralement être obtenue. L'appel à la médecine pour faciliter une conception est moralement acceptable quand il ne conduit pas à contourner l'union conjugale. La réception d'embryons hors du couple est contraire à la morale. » Déclaration du Conseil permanent de l'épiscopat français, janvier 1994.

3. La mise à disposition, puis la destruction d'embryons, est inacceptable. La FIV nécessite plusieurs fécondations, et donc la création et la mise à disposition de plusieurs embryons. Pour l'Église, cette réalité biologique est une atteinte aux droits de la personne humaine, l'homme étant une créature de Dieu dès son état embryonnaire et n'étant pas utilisable selon le bon vouloir des couples et des scientifiques.

« Même les diverses techniques de reproduction artificielle, qui sembleraient être au service de la vie et qui sont des pratiques comportant assez souvent cette intention, ouvrent en réalité la porte à de nouveaux attentats contre la vie. Mis à part le fait qu'elles sont moralement inacceptables parce qu'elles séparent la procréation du contexte intégralement humain de l'acte conjugal, ces techniques enregistrent de hauts pourcentages d'échec, non seulement en ce qui concerne la fécondation, mais aussi le développement ultérieur de l'embryon, exposé au risque de mort dans des délais généralement très brefs. En outre, on produit parfois des embryons en nombre supérieur à ce qui est nécessaire pour l'implantation dans l'utérus de la femme et ces "embryons surnuméraires", comme on les appelle, sont ensuite supprimés ou utilisés pour des recherches qui, sous prétexte scientifique ou médical, réduisent en réalité la vie humaine à un simple matériel biologique dont on peut librement disposer. » Jean-Paul II, encyclique *Evangelium Vitae*, 25 mars 1995.

Comment ce dogme tranché peut-il se concilier avec la réflexion du couple ?

L'Église catholique réaffirme souvent la compassion qu'elle ressent pour les couples infertiles. L'impossibilité d'avoir des enfants est un thème récurrent dans la Bible. On peut remarquer que, dès leurs premières lignes, l'Ancien Testament (avec Abraham et Sarah) comme le Nouveau (Élisabeth et Zacharie, les parents de Jean-Baptiste, dans l'Évangile de Luc) présentent des couples stériles.

Cette compassion pousse l'Église à l'écoute et à la prise en considération de la douleur rencontrée par chaque personne atteinte d'infertilité. C'est grâce à cette compassion que les aides médicales à la procréation autres que la FIV ne posent pas de problèmes à l'Église : il est légitime pour un couple de faire des démarches pour avoir des enfants, s'il a la conviction que là se trouve sa vocation.

Les interdits dont l'Église entoure la FIV ne remettent pas en cause le droit d'un couple à effectuer cette démarche. Ils concernent la méthode employée. Ils visent à affirmer : « Attention. La vie est la vie. On ne joue pas avec. »

Ainsi, à côté du progrès technique, qui représente de formidables espoirs, mais aussi une porte ouverte à de nombreuses atteintes au respect de l'intégrité de la vie humaine, il semble que l'attitude de l'Église revienne plutôt à poser des garde-fous.

L'Église ne refuse pas la prise en compte de la situation de chacun. Elle n'ignore pas que les couples ont besoin d'une réponse personnelle à un désarroi qui leur est propre. Elle souhaite simplement que, dans leur réflexion, ses arguments soient pris en considération avec un poids égal à ceux du progrès technique.

À qui revient la charge d'apporter cette réponse personnelle ? Le plus souvent aux prêtres des paroisses, car ce sont eux que les couples viennent consulter. Leur rôle est difficile. Il ne s'agit pas pour eux d'interdire la FIV au nom de l'Église, ni au contraire de donner leur bénédiction à une tentative. Il ne peut s'agir que de provoquer une réflexion qui aidera les couples à comprendre la position de l'Église et à agir en connaissance de cause.

Le point de vue des autres religions

La religion protestante

Le point de vue protestant sur la procréation assistée est très souple. Pour cette religion, la façon de concevoir un enfant est une simple parenthèse technique.

> « L'essentiel est que chaque enfant a besoin d'être "adopté". La contraception ou la FIV ne posent donc aucun problème aux protestants. Il s'agit de promouvoir en premier lieu les droits de l'enfant, et non le droit à l'enfant. » Jean-François Collange[1].

La religion musulmane

Sur le problème de la FIV, les savants et théologiens musulmans sont divisés. Pour certains, ce procédé n'est pas permis, car il va à l'encontre du processus naturel de fécondation ; en effet, son application nécessite l'exposition des parties intimes de la femme en présence d'une personne autre que son mari (le médecin qui pratiquera l'insémination), ce qui est totalement prohibé. Pour d'autres, une distinction peut être faite. Tout dépend de l'origine des éléments qui sont fécondés :
– si l'ovocyte et les spermatozoïdes proviennent d'une femme et d'un homme non mariés, c'est-à-dire étrangers l'un à l'autre, la FIV est rigoureusement interdite. Un tel acte est assimilable à l'adultère. Or, le respect de la pureté de la filiation est un des principes fondamentaux qui orientent la réglementation religieuse en Islam ;
– si les gamètes proviennent au contraire d'un homme et d'une femme mariés entre eux, alors la FIV est considérée comme licite. Elle est assimilée à un traitement médical traditionnel. De nombreuses études ajoutent cependant une condition à cette tolérance : il est nécessaire que le sperme de l'époux soit recueilli par un processus licite, c'est-à-dire par relation sexuelle interrompue ou par

1. La procréation : un point de vue protestant, *Revue de droit canon*, 1995, p. 299.

prélèvement médical dans les testicules. L'extraction de sperme par masturbation est prohibée.
Laquelle de ces deux positions doit être privilégiée ? L'évolution actuelle de l'interprétation des préceptes islamiques penche nettement pour le second courant de pensée. La FIV est donc licite, à certaines conditions.

La religion juive

Pour déclarer licite la fécondation in vitro (de même d'ailleurs que l'insémination artificielle), le judaïsme pose comme seule condition essentielle la nécessité qu'il s'agisse de la démarche d'un couple marié.
Cette condition tient à des questions d'identité : « La connaissance de l'identité de l'enfant sans aucun risque d'erreur est un facteur vital pour le judaïsme. C'est de cette connaissance de l'identité que dépend la pérennité du peuple juif[1]. »

---

1. « La santé face aux droits de l'homme, à l'éthique et aux morales », Conseil de l'Europe, 1996.

17
La FIV au quotidien

En fonction des situations, presque tous les aspects de l'existence quotidienne sont susceptibles d'être chamboulés : organisation horaire, moyens de transport, vie professionnelle. Il faut ainsi compter avec des retards au travail le matin pour cause de prise de sang et/ou d'échographie au centre de FIV ou au laboratoire, des trajets bouleversés si le lieu d'analyses est situé loin du domicile, des conduites à l'école ou à la garderie compliquées s'il y a déjà un ou des enfants à la maison, etc.

Dans tous ces bouleversements possibles, deux constantes peuvent être soulignées :

– la vie de la femme est bouleversée en premier chef. La stimulation de son ovulation nécessite des injections quotidiennes (pour en limiter la gêne, certains centres encouragent les femmes à apprendre à les réaliser elles-mêmes) et des contrôles réguliers dont les horaires et le mode lui sont imposés. La vie de l'homme, pour l'essentiel, n'est bouleversée que par voie de conséquence ;

– l'ampleur des bouleversements est largement proportionnelle à la distance géographique qui sépare le couple du centre de FIV ou du laboratoire où est pratiqué le suivi du protocole.

Les cliniciens sont bien conscients des difficultés pratiques qu'impose une FIV. « Chaque jour, nous rendons la vie impossible à de nombreux couples ! », reconnaissent-ils ensemble. Ils ne peuvent, hélas, rien proposer pour atténuer les tracas : c'est avec de la rigueur dans le respect des horaires et des prescriptions qu'une FIV est menée correctement.

POUR LUTTER CONTRE LA DISTANCE

Toutes les communes, même de taille raisonnable, ne disposent pas de centres de FIV. Et tous les centres de FIV ne réalisent pas d'ICSI. Pour cette raison, un couple peut être en contact avec un centre situé loin de chez lui, parfois dans un autre département, pour réaliser une tentative.

La stimulation d'ovulation et le monitorage s'effectuant sur presque trois semaines, la question de la gestion pratique de la distance se pose alors avec acuité. Pour y répondre, les centres de FIV travaillent avec des laboratoires satellites : la stimulation d'ovulation peut être suivie par un gynécologue habitué à travailler avec tel centre, même éloigné de son cabinet.

Il est donc parfaitement possible de débuter sa FIV à distance, depuis la piqûre de mise au repos des ovaires jusqu'à la veille de la ponction.

Il est bien entendu que le couple ne pourra éviter de faire la route au jour de la ponction, où sa présence physique au centre de FIV est indispensable. Dans cette hypothèse, il faudra envisager un hébergement d'une ou deux nuits chez des parents, des amis proches ou à l'hôtel.

Les horaires, les trajets et la vie à deux

Durant la FIV, le couple doit gérer un rythme de vie quelque peu modifié. En fonction des cas particuliers, il faudra s'organiser pour faciliter la réalisation des trajets (partage de la voiture par exemple), pour gérer la vie à la maison, les relations avec la crèche, la nounou ou l'école, et même les virées du week-end.

« Je me souviens de la soirée de mariage d'un de nos couples d'amis. Mon mari et moi étions en pleine FIV. Dans mon sac, j'avais emmené une seringue et les doses prescrites de Puregon. Au milieu du dîner, ce fut l'heure. Mon mari avait appris à faire les piqûres. Nous nous sommes éclipsés et il a pratiqué l'injection dans les toilettes. Nous sommes revenus à table en souriant, comme si rien ne s'était passé. C'était très bizarre. » Isabelle, 34 ans.

La fatigue physique engendrée par la FIV pourra aboutir également à une redistribution pratique des rôles. Cette fatigue touchant davantage la femme, l'homme sera souvent appelé, durant un protocole, à participer aux tâches domestiques plus qu'à l'ordinaire. À faire les courses, par exemple.

La vie professionnelle

En matière d'organisation, la gestion de l'emploi du temps au travail constitue l'essentiel des inquiétudes et des difficultés dont témoignent les femmes. Le bouleversement des horaires est relativement aisé pour une femme qui ne travaille pas ; il peut poser des problèmes excessivement compliqués à celles qui assurent une vie professionnelle.

« Salariée dans un hypermarché, il se trouve que je prends le travail à cinq heures chaque matin, pour la mise en rayon. Pour la FIV, je dois me rendre quasiment tous les jours pendant deux semaines à l'hôpital, précisément entre huit et dix heures du matin. Comment est-ce que je peux faire ? Le responsable du magasin ne veut pas me donner l'autorisation de quitter mon poste, car les heures où je devrais m'absenter sont celles où le travail est le plus important. La seule solution serait de prendre quinze jours de vacances, mais alors je n'en aurai plus beaucoup cet été pour être avec mon ami. Et puis ça me fait mal au cœur de devoir en prendre juste pour ça. » Noémie, 25 ans.

Plusieurs catégories de professions sont difficilement compatibles avec le suivi d'un protocole de FIV :
– celles qui comportent des horaires particuliers. Le travail de nuit n'est pas spécialement visé, mais plutôt le travail de petit matin : grande distribution, santé, tri postal, marchés, activités de livraisons, etc. Ces métiers ont leur pic d'activité journalière aux heures durant lesquelles les centres et les laboratoires pratiquent les prises de sang et échographies FIV ;
– celles qui comportent un haut degré de pénibilité : travail en atelier, en usine ;

> « Le problème vient de ma profession d'infirmière. Je suis souvent seule en poste (6 h-14 h ou 14 h-21 h) et ne peux donc pas m'absenter à ma guise. De plus, les plannings changent tous les mois et sont fixés au mieux 15 jours à l'avance. Ajoutez à cela des cycles un tant soit peu élastiques et des échecs répétés... J'ai des collègues très gentilles qui acceptent au dernier moment d'inverser leur jour de repos avec le mien pour que j'effectue mes examens, mais cela me gêne de leur demander sans arrêt de me dépanner. » Anne, 27 ans.

– celles qui nécessitent de nombreux déplacements et, donc, une difficulté à être durant une ou deux semaines tous les matins au même endroit : postes d'agent ou de responsable commerciale, métiers de la route ;
– celles qui comportent d'importantes responsabilités par rapport aux autres, réclamant pour cette raison d'être en pleine possession de ses moyens : chauffeur de bus, professions de santé, enseignement, etc. La fatigue provoquée par la FIV, voire la douleur, peuvent entraîner des difficultés à assumer ces responsabilités dans toutes leurs dimensions.

> « Je sais que les gynécos ne considèrent pas cela comme une maladie et n'arrêtent pas les filles facilement. Ce n'est vraiment pas simple d'effectuer tous ces bilans, tout en travaillant. Rien n'est prévu pour. » Myriam, 26 ans.

D'autres professions, plus sédentaires ou offrant plus de libertés, tels le travail de bureau ou une profession libérale, provoquent moins de complications. Elles posent des problèmes qui varient en intensité d'un cas à l'autre, en fonction des circonstances particulières et de la distance.

Les centres de FIV fournissent peu d'arrêts de travail à leurs patientes. Le constat est le même pour les médecins de ville (gynécologues et généralistes) qui estiment que le centre est le mieux placé pour juger de l'opportunité ou non d'un arrêt.

Quels sont les critères qui peuvent motiver un éventuel arrêt ? Aucun en particulier : le praticien est seul juge pour décider, quelle qu'en soit la raison, de l'opportunité d'un arrêt.

Trouver des solutions

Lorsque la femme (qui reste la principale concernée) exerce une profession rendant la FIV difficile à suivre, il est souhaitable que le couple réfléchisse au bon déroulement de la FIV. Le tableau suivant propose trois questions pour faciliter la réflexion sur le sujet.

LA FIV ET LA VIE PROFESSIONNELLE : TROIS QUESTIONS À SE POSER EN COUPLE

1. Nos vies professionnelles vont-elles nous empêcher de vivre l'un et l'autre la FIV de façon décontractée et confiante ?
– Oui : passer à la question 2.
– Non : le questionnaire est terminé.

2. Est-il envisageable, pour le temps du protocole, d'obtenir un allègement des horaires de travail, un changement de poste pour moins de pénibilité, etc.?
– Oui : contacter les personnes concernées et faire les démarches en ce sens. Le questionnaire est terminé.
– Non : passer à la question 3.

3. Alors qu'est-il possible de faire ?
– Décaler la FIV dans le temps, jusqu'à un moment qui sera plus propice pour nous.
– Prendre des vacances pour permettre à la FIV de se dérouler dans de bonnes conditions.

Volontairement, dans ce tableau, les questions ne sont pas posées qu'à la femme. D'abord, car les deux membres du couple vivent la FIV. Ensuite parce que certains hommes ressentent le besoin d'être le plus présent possible auprès de leur compagne durant cette période et qu'ils peuvent donc souhaiter accomplir des démarches en ce sens. L'alternative qu'offre la question 3 mérite quelques développements.

Décaler la FIV : rarement de son plein gré

Repousser une FIV quand elle est prévue n'est pas une décision anodine. Dans certains centres, notamment en région parisienne et dans

les grandes villes, les listes d'attente sont longues de plusieurs mois. Le report reculera d'autant la date du lancement de la tentative.
Ainsi, le plus souvent, seules des contraintes impérieuses sont à l'origine de la remise de la FIV à plus tard : un déplacement professionnel impossible à remettre, un salon ou un événement pour lequel il n'est pas possible d'être remplacé, etc.
Il arrive parfois qu'un couple décide de son plein gré de repousser la FIV pour être sûr de mieux la vivre. Ce peut être le cas, par exemple, lorsqu'une nouvelle affectation professionnelle est prévue dans un futur proche, qui permettra à la FIV de se dérouler dans de meilleures conditions. Les cas recensés restent rares, la plupart des couples préférant tenter leur chance, même si les conditions ne sont pas idéales, plutôt que d'attendre quelques mois supplémentaires.

« Je travaille dans un hôtel-restaurant de dix personnes. À chaque examen, il me faut une demi-journée de congé. Cela n'est pas bien accepté au sein de mon boulot. » Myriam, 27 ans.

Les vacances : à prendre... avec des pincettes

Prendre des vacances n'est pas une décision plus légère. D'abord, parce que l'on sait qu'elles seront particulières et sans doute peu agréables. Ensuite, parce qu'elles empêcheront la prise future d'autres congés à venir, peut-être de vacances d'été. Enfin, parce que, si prendre des vacances supprime certains des désagréments pratiques que cause la FIV, cela peut en créer d'autres. Des vacances « forcées », souvent sans conjoint, sont un excellent moyen de ruminer son stress, de s'ennuyer et s'angoisser. Attention, donc : pour certaines personnes, la solution n'est pas conseillée.

En tout état de cause, deux points doivent permettre de gérer au mieux les complications posées par la vie professionnelle :

S'organiser à l'avance

Anticiper les complications et les problèmes permet de réfléchir dans le calme à la meilleure manière de les atténuer ou de s'y soustraire.

Pour caricaturer, on peut dire qu'une fois que les injections de stimulation ont commencé, il est un peu tard pour se rendre compte qu'il sera impossible de se rendre régulièrement au centre de FIV pour en contrôler l'évolution !

Qui informer ?

Les personnes concernées sont le ou les responsables hiérarchiques (ou les associés, dans le cas de professions libérales) ; éventuellement, les collègues, qui pourront être amenés à prendre en charge certaines tâches spécifiques durant les absences de la femme.

Le centre de FIV devra-t-il vous joindre sur votre lieu de travail ?

Très probablement. C'est généralement en début d'après-midi que l'équipe médicale, en collaboration avec les praticiens, indique aux patientes le dosage de leur(s) prochaine(s) injection(s). Elles ont besoin de leur parler directement pour s'assurer de la transmission de l'information. D'où la nécessité de contacter celles qui travaillent dans leur cadre professionnel.

C'est l'une des raisons qui explique l'éventuelle nécessité pour la patiente de prévenir ses proches collègues : en cas d'absence à son poste, c'est l'une d'elles qui risque de décrocher le téléphone et de se trouver en ligne avec le centre. Mieux vaut qu'elle soit au courant, afin de pouvoir prévenir rapidement de l'appel.

Sans être évidemment obligatoire, le fait de mettre ses collègues proches dans la confidence peut ainsi faciliter les choses.

(À moins d'une autorisation explicite, la grande majorité des centres FIV veille scrupuleusement à ne communiquer à personne d'autre qu'à la patiente elle-même les dosages à effectuer.)

Il n'est pas facile d'évoquer la FIV devant ces différentes personnes. Cela peut même être franchement désagréable. Une discussion au moins est pourtant inévitable, d'une part, pour informer, d'autre part, pour voir comment organiser au mieux la cohabitation FIV/vie professionnelle.

Il est déconseillé de supprimer cette conversation et de mettre le responsable ou les associés devant le fait accompli en arrivant avec une heure de retard chaque matin pendant deux semaines. Ces personnes ont des responsabilités. Elles sont là pour assurer la bonne marche d'une entreprise ou d'un service.
Dans la pratique, toutefois, même si le rôle des supérieurs hiérarchiques est de réfléchir, devant un problème, à la découverte de la meilleure solution dans l'intérêt de toutes les parties en présence, on constate trop souvent la difficulté que rencontrent bien des employés pour se libérer.

« ...Et puis cette inquiétude vis-à-vis de mon employeur si le traitement se fait plus lourd et que je doive m'absenter avec explications ? Comment parler de choses si intimes ? » Corinne, 26 ans.
« Étant tous les deux dans des petites entreprises, nous avons parlé de notre problème à nos employeurs dès le début. Nous avons toujours trouvé un moyen de s'arranger, même si ce n'est pas évident. » Anonyme (questionnaire).

Cacher totalement et à tout le monde son traitement relève de l'exploit inutile... et parfois impossible. Les appels réguliers du centre de FIV, la journée ou demi-journée d'hospitalisation, les sentiments de lassitude et de fatigue, sont autant de signes qui rendent préférable d'aborder le sujet.

« Le centre ouvre à sept heures. Pour être certaines de passer en premier, certaines femmes sont sur le parking à partir de six heures. Ce n'est pas par plaisir de se lever tôt. Ce qu'elles veulent, c'est être à l'heure à leur job, pour que leur patron ne s'aperçoive de rien et, surtout, pour ne pas avoir à leur en parler. » Une sage-femme.

À la question « La FIV a-t-elle eu des répercussions sur votre vie professionnelle ? », hommes et femmes, on le comprend, ont des réponses opposées : 62 % des femmes pour 40 % des hommes considèrent que la FIV a eu des répercussions alors que pour 38 % des femmes et 60 % des hommes, cela n'a rien changé.

Ces chiffres confirment sans surprise que la femme est bien la première concernée par les désagréments que la FIV engendre au regard de la vie professionnelle. Ils indiquent que, pour une large majorité d'entre elles, la conciliation ne s'est pas déroulée sans heurts.

À la suite de cette première question, une deuxième était posée : « Si oui, pour quelles raisons ? » Trois propositions pouvaient être choisies : difficultés d'organisation, conflit avec l'employeur, difficultés avec des collègues. Il était possible de choisir plusieurs réponses.

	Difficultés d'organisation	Conflit avec l'employeur	Difficultés avec des collègues
Femmes	73 %	18 %	13 %
Hommes	86 %	8 %	6 %

Les chiffres féminins n'étonnent pas particulièrement. En revanche, le pourcentage des hommes qui disent avoir été gênés dans leur organisation par la FIV surprend par son importance. Faut-il y voir des difficultés plus grandes à se libérer ? C'est peu probable. On est plutôt tenté de penser que beaucoup d'hommes se refusent à parler de leur tentative au travail ; lorsque vient le jour de la ponction ovocytaire, personne autour d'eux n'étant au courant, les problèmes pratiques posés par l'absence sont plus aigus parce qu'imprévus.

Que faire en cas de refus de son responsable hiérarchique de laisser du temps libre pour pratiquer une FIV?

En l'absence de certificat médical, le Code du Travail n'oblige aucunement le chef d'entreprise à « offrir » du temps à l'un de ses employés.

Tout est donc affaire de discussion et de négociation avec lui. Voir par exemple s'il y a ou non possibilité d'un rattrapage horaire satisfaisant, d'un échange temporaire de poste, etc., en fonction du type de fonction occupé et des spécificités de l'entreprise.

18
La vie sexuelle durant la FIV

Acte le plus abouti de la communication intime, la relation sexuelle est fortement révélatrice de l'état psychique du couple. Le degré de confiance que l'on ressent en soi, en l'autre, en l'avenir, détermine en grande partie l'intensité du désir ressenti pour son conjoint.
La partie qui suit est destinée à montrer de quelle manière la FIV s'inscrit dans la vie sexuelle du couple. Il faut savoir qu'hélas, c'est le plus souvent de façon négative : baisse du désir et, bien souvent, de la pratique sexuelle. Il faut savoir aussi que d'un couple à l'autre, les situations sont, comme toujours, infiniment différentes.

Une baisse du désir

« Pourquoi ai-je de moins en moins envie de faire l'amour ? » est une question qui revient souvent.

Avant le diagnostic d'infertilité

Attendre un enfant qui ne vient pas prive peu à peu l'acte sexuel de sa gratuité. Dans un premier temps symbole d'amour et de désir, l'acte sexuel trouve vite une autre signification dès lors que les mois passent et que l'enfant ne vient pas. Les rapports que le couple échange concernent de moins en moins le désir érotique et, de plus en plus, le désir de grossesse.

Cette évolution pousse la plupart des couples à « intellectualiser » la fréquence de leurs rapports pour que ceux-ci coïncident avec la période d'ovulation de la femme. Une notion d'utilité vient accompagner la réalisation de l'acte, qui n'est plus seulement un moment agréable, mais aussi un passage obligé pour que vienne l'enfant.

On peut ajouter que la réalisation des examens nécessaires au diagnostic de l'infertilité (les rapports programmés notamment) prive le corps du conjoint de beaucoup de son mystère et de sa capacité érotique. L'acte sexuel s'en trouve peu encouragé.

À la révélation du diagnostic d'infertilité

Connaître l'infertilité provoque la remise en cause d'une fonction essentielle de son propre corps : son pouvoir fécondant. Le corps est décevant.

> « Le corps de plaisir devient corps de souffrance. Il était lien, il devient corps séparé. » F. Prouvost[1].

Cette remise en cause est dérangeante et, même, par certains côtés, humiliante, que ce soit vis-à-vis de l'image qu'on a de soi-même ou de celle qu'ont de soi le conjoint ou l'entourage social. Même si les mœurs ont changé (heureusement !), l'histoire des siècles est emplie de récits dans lesquels la stérilité est synonyme de sanctions et de honte.

> ➡ Il en découle que, d'une manière générale, l'infertilité est un obstacle à la capacité du corps à être ressenti de façon « positive » par soi-même et par son partenaire. Pire : l'infertilité rend l'acte sexuel douloureux, puisque sans cesse porteur de faux espoirs.

1. Revue *Contraception-fertilité-sexualité*, 1989.

Cette constante « trahison » du corps (qui semble prendre un malin plaisir à contredire la volonté) entraîne une perte de confiance en lui. Pour le couple, quel intérêt y a-t-il à faire encore l'amour, puisque des médecins ont établi que cela ne pouvait pas conduire au résultat désormais prioritaire d'avoir un bébé ?

« Quoi penser ? Que mon corps trahit ma tête ? Ou que je lutte dans mon inconscient pour empêcher une grossesse ? Si c'est ça, j'ai honte. Pourtant je vais bien. Je ne pense pas que ce soit dans ma tête. Je suis une femme punie. » Olivia, 29 ans.
« Nous n'imaginons pas ce que notre tête peut renfermer comme contradictions, comme traumatismes, comme non-dits et comme violence, et les impacts que cela engendre sur notre corps. Les médecins pratiquant les FIV, ou tout traitement de procréation assistée, ont à mon avis trop laissé de côté cet aspect. » Danielle, 36 ans.

Durant les traitements

Tout simplement parce que la FIV fait mal et fatigue... ce qui se comprend aisément.
D'autre part, en raison du sentiment que l'équipe médicale s'occupe de tout !
Les psychanalystes font remarquer que, lorsqu'il s'engage dans les AMP en général et dans la FIV en particulier, le couple se sent dégagé (la plupart du temps inconsciemment) de son obligation de faire l'amour.
Pourquoi ? Car en donnant aux praticiens le rôle de « lui faire un enfant », le couple confie en même temps (inconsciemment, encore une fois) la « restitution » de son acte sexuel à l'équipe médicale. Celle-ci devient, malgré elle, actrice de la relation ou non-relation sexuelle du couple.
Dans le cas d'une FIV avec donneur, le rôle de la technique médicale est tel (elle se substitue totalement à l'un des deux conjoints) que la nécessité de la présence même du conjoint « remplacé » (l'homme, s'il s'agit d'un don de sperme) est moins forte. Il est difficile de ne pas en sentir les conséquences en termes de confiance, puis de désir.

Un risque d'éloignement

Une intimité physique anormalement partagée

La grande majorité des soins se faisant au niveau de la femme, celle-ci se voit placée au centre des préoccupations de plusieurs spécialistes, de façon rapide, dès que débute la stimulation d'ovulation : gynécologue, sage-femme, puis biologiste et, même, infirmier indépendant, qui se déplace éventuellement à domicile pour pratiquer les injections.

Cette concentration d'attention place la femme dans une situation particulière vis-à-vis de son conjoint. Une relation privilégiée est instaurée entre l'équipe pluridisciplinaire et elle.

Dans cette nouvelle relation d'intimité et de confiance, que devient le conjoint ? Même si un bon degré de communication existe dans le couple, l'exclusivité de la connaissance intime est partagée avec lui de façon nouvelle.

La situation de l'homme peut devenir inconfortable. Constatant un investissement technique massif autour de sa femme, il se sent mis de côté par la nouvelle relation, femme-praticiens, qui s'est instaurée. Volontairement exagérée ici pour être explicite, la situation n'est, bien sûr, pas toujours aussi tranchée, ni la sensation d'éloignement si forte. Chaque couple ressent les choses à sa manière. Il n'en demeure pas moins que cet équilibre bouleversé ne favorise guère le ressenti d'un désir sexuel.

➡ La femme qui se projette et s'investit beaucoup dans la FIV est peu disponible pour une relation de plaisir. L'homme non plus n'est pas épargné par une baisse du désir : l'image qu'il a de sa femme, brouillée par sa relation avec le monde médical, l'éloigne intimement d'elle.

Pour l'homme : une solitude sexuelle particulière

La solitude sexuelle de l'homme est plus forte que celle de la femme durant la FIV, en ce sens qu'elle n'est pas contrecarrée, à l'inverse de la stimulation d'ovulation pour sa conjointe, par un quelconque lien rapproché et sécurisant avec l'équipe pluridisciplinaire du centre. Cette solitude trouve son apogée au jour du prélèvement de sperme où, tandis que les cliniciens s'activent autour de sa femme, l'homme doit se masturber (sans elle) et donner son sperme... aux techniciens du laboratoire.

En fait, on oublie souvent que, tandis qu'il se masturbe, l'homme vit « l'unique moment où la technique ne peut se substituer à une défaillance[1]. » La peur de l'échec ou, plus généralement, la volonté de mobiliser l'ensemble de son énergie sexuelle pour vivre au mieux ce moment du recueil, expliquent également le fait que de nombreux hommes s'investissent peu durant toute la période active de la FIV dans l'échange de relations sexuelles.

La fréquence des rapports

Les chiffres

La baisse du désir est ressentie par la presque unanimité des couples : jusqu'à 95 % selon certaines études. Mais celle-ci ne se traduit pas par une baisse aussi importante du rythme des relations sexuelles :
– pour 40 % des couples environ, la fréquence des rapports durant la FIV est maintenue à son niveau habituel. Ce dernier est, pour la plupart, de deux rapports environ par semaine ;
– pour 55 % des couples, la fréquence est diminuée, parfois jusqu'à l'absence ;
– pour quelques-uns, elle est augmentée.

Désir sexuel	En baisse chez 95 % des couples		
Fréquence des rapports	55 % des couples : baisse ou absence	40 % des couples : maintien à l'identique	Environ 5 % des couples : hausse

1. Frédérique Mardon-Lerolle, thèse pour le diplôme d'État de docteur en médecine : *Incidence de l'infertilité et des techniques d'assistance médicale à la procréation sur la sexualité des couples*, année 2000-2001.

La baisse de fréquence des relations sexuelles durant la phase active de la FIV concernerait donc plus d'un couple sur deux. « Le traitement de FIV a-t-il eu des répercussions négatives sur votre vie sexuelle ? » 51 % des couples interrogés font ce constat. Pour 49 % il n'y a, disent-ils, pas eu d'incidence.
Ce chiffre serré (proche de ceux des autres enquêtes) montre que les couples peuvent réagir de façon diamétralement opposée aux mêmes obstacles que la FIV pose pourtant à leur vie sexuelle. Il est à noter que sous l'expression *vie sexuelle*, la notion de fréquence n'est pas la seule à devoir être sous-entendue ; la qualité de la relation doit également être prise en compte.

Une possible diminution

Les facteurs de diminution sont nombreux et, sans qu'il soit nécessaire d'en faire une liste exhaustive, il est possible de les deviner aisément : troubles plus ou moins conscients du désir (voir pages précédentes), dégoût, absence de plaisir pour la femme, voire douleur, conduisant à un désintérêt pour l'acte, apparition de problèmes d'érection ou d'éjaculation chez l'homme, conduisant à une attitude d'évitement, etc.

> « Le corps médical insiste pour que la vie sexuelle continue normalement, mais à mon avis ce n'est pas possible, il y a une cassure, un passage obligé de remise en question. Il y a le stress des traitements, mais surtout la déprime qui n'est jamais loin parce qu'on veut y croire, mais pas trop pour ne pas retomber trop bas si la FIV échoue. Toujours oui, puis non... Il y a de quoi perdre toute envie. Ce fut mon cas. » Anthony, 36 ans.

... ou la stabilité

Le maintien du rythme des relations sexuelles (plus d'un tiers des couples) peut trouver deux explications :
– la manifestation d'un besoin de tendresse. Le couple, traversant une période de turbulence, recherche l'échange de preuves d'amour. Sa complicité est renforcée par le vécu d'une épreuve commune, celle de la FIV ;

– dans le cas des infertilités inexpliquées (environ 15 %), le couple a gardé l'habitude de faire l'amour souvent, sous-entendant : « Avec de la chance, l'enfant peut venir. » Même si, durant la FIV, les chances de fécondation spontanée sont presque inexistantes, faire l'amour contribue à maintenir le couple dans une dynamique tournée vers l'avenir. L'acte sexuel est un message que le couple s'envoie à lui-même : « La FIV n'est pas une fin : vivons ! »

Faire l'amour après le transfert embryonnaire ?

Les chances de succès d'une FIV ne peuvent en rien être diminuées par un acte sexuel échangé après le jour du transfert embryonnaire. Il n'est donc aucunement déconseillé d'avoir des rapports après ce moment. Au contraire : il ne peut qu'être bon pour le couple d'oublier la médecine et de se retrouver... Même si les jours suivant le transfert sont rarement propices, les ovaires étant encore bien souvent douloureux.

La qualité des rapports

Le terme de qualité recouvre la notion d'accomplissement de l'homme et de la femme dans l'acte sexuel : rencontre du plaisir, de l'échange, d'une communication forte par le biais de la rencontre sexuelle.

La majorité des couples ayant participé à des enquêtes sur le sujet reconnaissent la diminution de la qualité de la relation. Ils ajoutent qu'au cœur d'une même tentative, cette qualité peut considérablement varier d'une relation sexuelle à l'autre.

La diminution est due, en grande partie, au fait justement que la FIV est là et qu'elle interfère sur la relation intime du couple. La baisse de la qualité de la relation sexuelle a pour conséquence principale, ainsi qu'on peut le deviner, d'en diminuer la fréquence.

Surmonter les difficultés

Savoir remettre la médecine à sa place

Pour conclure, on peut d'abord rappeler un constat : les interactions sont extrêmement nombreuses entre infertilité, FIV et vie sexuelle. Des dysfonctions sexuelles peuvent être à l'origine de l'infertilité. Réciproquement, la prise en charge médicale que représente la FIV peut, elle aussi, causer des troubles sexuels.

La perte de spontanéité sexuelle que provoque la FIV est normale : après tout, un couple n'est en principe jamais amené à partager son intimité corporelle avec qui que ce soit ! Or, c'est ce qu'exige en préambule tout traitement de l'infertilité...

Mais, à l'inverse, il ne faudrait pas oublier que les effets de la FIV sur l'intimité du couple proviennent d'une décision que celui-ci a prise : tenter cette FIV.

Or, personne n'est censé interférer dans cette décision, ni l'entourage personnel (famille, amis), ni le corps médical. Il en découle que, contrairement à une impression forte, la FIV n'est pas une histoire partagée. C'est une étape de l'histoire du couple seul. L'équipe médicale auquel le couple confie son désir d'enfant n'est pas actrice de cette histoire. Elle n'est qu'un outil neutre dont le rôle est d'informer et de conseiller, puis d'agir pour répondre à une demande.

➡ Les médecins et les biologistes possèdent un savoir-faire, mais c'est le couple seul qui possède le pouvoir de décider ou non du lancement d'un protocole. C'est bien le médecin qui propose et le couple qui dispose. L'intimité de la relation de couple en tant que telle n'est donc pas mise à mal par la FIV. Certains aspects physiques le sont, jamais l'intimité des sentiments.

... pour continuer à vivre à 100 % !

Si la sexualité est si souvent brouillée, c'est aussi à cause d'une mauvaise compréhension qu'ont les couples de la disponibilité qui est attendue d'eux.

Beaucoup pensent que la médecine leur réclame une disponibilité complète et que l'ensemble de leur vie doit être centré sur la FIV durant un mois : vie quotidienne, relationnelle, intime... Non ! La médecine exige une disponibilité froidement physique, qui est certes envahissante, mais qui n'est que partielle.
Dès lors, même si cela est plus facile à écrire qu'à vivre, la vie de couple doit pouvoir exister dans toutes ses dimensions durant une tentative, y compris physiquement.

➡ Il ne faut pas confier à l'équipe de FIV plus de soi qu'il n'est nécessaire.

Et puis il faut savoir rester optimiste dans tous les cas : si la sexualité du couple est véritablement brouillée par la FIV, alors il faut se dire que la tendresse, le dialogue et l'implication vers l'objectif commun qu'elle représente, peuvent la remplacer temporairement de façon tout aussi profonde.

VI

La FIV et l'entourage : entre amour et prudence

19
La FIV, une « solitude accompagnée »

« C'est quand on traverse une épreuve qu'on peut juger de l'amour ou de l'amitié des personnes qui sont autour de soi, exprime Anne, 30 ans, candidate à une deuxième tentative. La FIV en est une belle, d'épreuve ! Qu'on le veuille ou non, elle isole. Je sais que, dans mon entourage, certaines personnes ne comprennent pas notre démarche. Certaines même l'acceptent mal. Et presque toutes sont gênées et ne savent pas comment nous en parler. »

L'entourage : un mot auquel les couples confrontés à la FIV donnent une place souvent déterminante dans la recherche de leur bien-être et de leur équilibre. La grande majorité des témoignages de candidats comporte un passage appuyé sur son rôle, avant ou pendant une tentative.

Deux phrases reviennent sans cesse : « Heureusement que nos amis et notre famille sont là pour nous aider à traverser cette épreuve ! » Ou bien, au contraire : « Nous souffrons de ne pas trouver autour de nous la compréhension et le soutien dont nous aurions besoin dans de tels moments... »

Dans les circonstances particulières que sont l'absence d'enfant, puis une tentative de FIV, l'entourage est une fenêtre ouverte, un contact irremplaçable avec l'extérieur. L'entourage écoute, rassure, dit : « Je suis là. »

Mais l'entourage peut être aussi une source de douleur et de déception pour le couple : malaise, indifférence gênée, incompréhension,

éloignement... Il peut être un facteur de doute, de stress. Il peut se montrer blessant, comme à l'occasion d'une remarque mal sentie, ou d'une question peu délicate.
C'est de cette relation complexe, mêlant l'affection et la tendresse à une certaine tension causée par les circonstances, que traitent les pages suivantes.

Qui est l'entourage ?

L'entourage, c'est trois catégories de personnes : les intimes, qui sont mis rapidement et en toutes circonstances dans les secrets ; les proches, dont le contact compte beaucoup dans l'épanouissement personnel ; les relations, avec qui la vie privée est partagée de façon moindre.
La composition de ces différents cercles est aussi variée qu'il existe d'individus et ne répond à aucune règle. Ainsi, pour telle personne, les intimes, ce sont les deux parents et les frères et sœurs. Pour telle autre, c'est un groupe d'amis. Pour une troisième, c'est un seul collègue de travail.
Dans cette partie du livre, le terme *entourage* correspond à l'ensemble de ces trois niveaux de proximité.

Peut-on partager ?

C'est le résultat vers lequel convergent quelques enquêtes récentes. Parmi celles-ci, on peut citer celle qu'a menée le docteur Sylvie Epelboin, gynécologue à l'hôpital Cochin Saint-Vincent-de-Paul à Paris, dont les résultats ont été publiés sous le titre « L'AMP intraconjugale : un secret de famille ? » dans la revue *Reproduction humaine et hormones* (sept. 2000). Cette enquête a été menée auprès de 73 couples, sur le thème spécifique du secret sous lequel ils souhaitent ou non placer leur tentative, vis-à-vis de leur entourage et de leurs enfants éventuels.

➡ La plupart des couples confrontés à la FIV auraient, dans leur entourage, au moins une personne à qui ils confient l'existence de leur démarche.

Sophie Epelboin écrit : « En ce qui concerne le recours à la FIV ou à l'ICSI, il est remarquable de constater qu'aucun des couples n'est totalement isolé avec son problème, un ou plusieurs confidents se retrouvant toujours, que ce soit un membre de la famille, un ami d'enfance ou un ami professionnel. La multiplicité des interlocuteurs est la situation la plus courante. Dans les détails, on remarque que la femme évoque auprès d'un membre de sa famille les problèmes rencontrés par son couple dans 80 % des cas, à un, une ou plusieurs amis dans 92 % des cas et dans son milieu professionnel dans 73 % des cas. En ce qui concerne l'homme, on retrouve la même tendance à la communication, quoique régulièrement moins importante : communication dans 69 % des cas avec au moins un membre de la famille, dans 63 % des cas à un ami et pour 61 % des cas dans le milieu professionnel. Il existe de son côté un interlocuteur unique dans 10 % des cas, ce que l'on ne retrouve jamais chez les femmes. »
Qu'il soit familial, amical ou professionnel, le rôle de l'entourage serait ainsi, pour les couples en FIV, de la première importance. C'est en son sein que la plupart d'entre eux trouvent le meilleur des supports, la meilleure des écoutes ou, bien sûr, l'interlocuteur de confiance qui compte dans leur vie, avec lequel ils ont l'habitude ou l'envie de partager les moments difficiles.
Les chiffres obtenus suite à l'enquête menée pour ce livre diffèrent toutefois sur plusieurs points de ceux cités ci-dessus.

Quand on leur demande : « D'une manière générale, avez-vous parlé de votre tentative de FIV : à de nombreuses personnes, à quelques personnes, à personne ? », 3 % des femmes n'en ont parlé à personne, 14 % à quelques personnes, 83 % à beaucoup. Les hommes sont 25 % à ne rien en avoir dit et 2 % seulement à en avoir beaucoup parlé. La plupart, 73 %, en ont parlé à quelques personnes seulement.
Un chiffre surtout surprend : selon notre enquête, 25 % des hommes affirment n'avoir partagé avec personne le « secret » de leur FIV. La question a-t-elle été posée assez précisément ? En fait, on peut ima-

giner que ces hommes parlent de leur tentative à au moins une personne : leur conjointe. Néanmoins, l'importance de ce chiffre confirme l'impression communément partagée selon laquelle les hommes vivent une tentative de façon beaucoup plus solitaire que les femmes.

Que peut-on en dire ?

Il est toujours possible de s'interroger sur le contenu de ce « partage de secret ».
Certains hommes ou certaines femmes parlent de la FIV qu'ils sont en train de tenter sous forme de confidence, espérant avant tout une écoute. D'autres sont à la recherche de réponses et parlent pour provoquer un dialogue. Certains en parlent pour se défouler. D'autres, par commodité ou obligation (milieu professionnel). Il n'y a donc pas de format standard au contenu de la parole. Celui-ci est dépendant de nombreux facteurs dont les plus importants sont au nombre de deux : la personnalité du membre du couple qui parle et celle de la personne à laquelle il s'adresse.

> « La vie vous impose une épreuve, il faut la partager, et pas qu'à deux, pour la supporter. Notre couple a besoin d'une FIV pour enfanter... Il n'est pas anormal ! Votre entourage peut comprendre cela si vous prenez le temps de lui expliquer. » Lydie, 31 ans.

Comme dans toute circonstance, l'homme et la femme s'expriment aussi en fonction de leur histoire personnelle, de leur parcours médical, de l'importance enfin qu'ils attachent à leur problème d'infertilité. Et puis, parce qu'ils sont homme et femme, les membres d'un même couple se comportent différemment envers leur entourage. De manière générale, la femme s'implique plus ouvertement que l'homme dans l'infertilité de son couple. Elle ressent un besoin élevé de communiquer vers l'extérieur. L'homme, lui, garde davantage d'éléments de sa réflexion pour lui ; il a un rôle pondérateur, se montrant fréquemment plus discret.

« Il y a une question de mesure qui n'est pas facile à trouver, dans le dialogue à mener avec son entourage. Si on parle trop peu, on s'isole. Si on se confie trop facilement, on devient dépendant des autres et on se trouve fragilisé. » Élise, 37 ans.

Une certaine solitude

La plupart des couples auraient donc dans leur entourage au moins une personne à qui ils confient l'existence de leur FIV. Il convient à présent d'écrire que, dans le même temps, une proportion importante d'entre eux ressent de la solitude dans le vécu de sa tentative. C'est assez aisément compréhensible. La complexité technique des différentes AMP, et principalement de la FIV, est telle que l'entourage qui n'y est pas confronté directement peut avoir du mal à comprendre dans le détail le déroulement d'un protocole. Ensuite, et surtout, l'entourage n'étant pas non plus dans les dispositions psychologiques que connaît le couple en démarche de FIV (espoir malgré des échecs répétés depuis des années, fatigue, désillusion), il ne peut pas non plus se représenter précisément ce qu'implique une telle démarche.

Cette double difficulté serait peu de choses si une troisième ne venait s'y ajouter : par beaucoup de ses aspects, la FIV dépasse le champ « classique » des relations familiales ou amicales. Elle touche à la vie privée du couple, à sa sexualité, à sa reproduction. Tout cela en fait un tabou. Il n'est pas possible de le nier. La FIV n'est pas assimilable à une grippe ou une entorse, dont on peut parler légèrement.

« Tout au long de notre parcours, nous avons beaucoup parlé à notre entourage de nos difficultés pour avoir un enfant, des traitements, examens, etc... Mais cela reste difficile, quand la personne en face de vous n'a pas vécu la même chose, elle ne peut pas réellement vous comprendre... Ni même comprendre le bonheur de se savoir enceinte dans ces conditions et de tenir son enfant dans ses bras. » Christine, 29 ans, mère grâce à la FIV.

Pour prendre une image : qui penserait à demander à un couple ayant eu un bébé spontanément de lui raconter la conception de cet enfant ? Personne, bien entendu : ce qui se passe « sous la couette » est du domaine de l'intime ! Toutes proportions gardées, c'est pourtant cette barrière, de ce qui représente habituellement un secret intime, que doivent franchir à la fois le couple et son entourage pour parler de la FIV. D'où un malaise réciproque, aboutissant à une communication souvent moins facile.

20
L'entourage, un miroir

Un révélateur du manque

Presque tous les témoignages qui concernent la FIV (du moins lorsqu'il s'agit d'obtenir un premier bébé) s'arrêtent sur la douleur que représente, avant toute chose, le fait de ne pas avoir d'enfant. Douleur pour soi, douleur pour le conjoint, voire douleur pour le grand-père ou la grand-mère, etc.
Dans ces témoignages, l'entourage est le plus souvent l'élément qui fait prendre conscience de sa propre situation. L'annonce de la maternité d'une amie, d'une sœur, d'une collègue, peut être vécue de manière extrêmement douloureuse. Ce sont généralement les femmes qui l'expriment et leurs mots traduisent une détresse fréquemment emplie de rancœur.

« Le plus dur est de garder la tête haute, de supporter les silences qui se font autour de vous, car personne n'ose vous demander ce qui se passe. Tout le monde a peur du "Ça ne va pas... Nous n'aurons pas d'enfant... Je suis malade..." Tout le monde fuit le sujet et fait comme si ce n'était qu'un problème de temps. On ne parle surtout pas de douleur, de déprime, de souffrance. On vous demande de sourire face à celles qui vous annoncent leur deuxième grossesse en deux ans... Personne n'accepte que vous ne vous réjouissiez pas du bonheur des autres et tout le monde s'aveugle devant votre souffrance ! » Marie-Laure, 31 ans.

Mettre des mots sur ses peurs et ses questions

Dans la douleur de ne pas avoir d'enfants, de très nombreuses choses entrent en ligne de compte : de la peur par rapport au temps qui passe, des questions sur la trace qui restera de sa propre vie, des questionnements sur le rôle que l'on aura dans la société si l'enfant ne vient jamais, un sentiment d'infériorité, la conscience d'être différent, voire la peur d'être anormal... Autant de facteurs qui expliquent à quel point un couple infertile est fragile et pourquoi son regard est aiguisé sur le comportement de son entourage. L'entourage représente une « normalité » à laquelle il a souvent le sentiment de ne pas avoir accès.

« C'est cela qui est le plus difficile à admettre : vivre dans l'incertitude – aurons-nous des enfants ou non ? – mais il faut accepter de vivre ainsi et de continuer à s'aimer, à faire des projets, à avoir des rapports sexuels par amour et ne pas en vouloir à ces femmes qui "pondent". Car qui sommes-nous pour juger que telle ou telle femme ne mérite pas d'avoir des enfants ? » Danielle, 36 ans.

C'est pourquoi le fait que l'absence d'enfants entraîne une modification de certaines relations découle d'une grande logique.

➡ Essayez, seul(e) ou en couple, de nommer avec clarté (sur papier par exemple) ce que représente, *pour vous*, le fait de ne pas avoir de bébé :

– Dans l'absence d'enfant, qu'est-ce qui vous questionne, vous inquiète, vous effraie le plus ?

– L'absence d'enfant est-elle une notion davantage attachée au présent, ou au futur ?

– L'absence vous pousse-t-elle à vous refermer ou vous aide-t-elle, au contraire, à mieux affronter les événements en général ?

– Comment cela se traduit-il ?

– Est-ce un sujet que vous fuyez intimement ou auquel vous pensez sereinement ? etc.

Ce type d'exercice de définition est important. Mettre un nom sur un sentiment ou une émotion permet de beaucoup mieux se connaître et de progresser vers plus de sérénité. Essayez, si vous en ressentez le besoin, de faire cet exercice plusieurs fois, par exemple tous les trois mois. Vous constaterez qu'au fil du temps et de votre cheminement personnel, les réponses risquent de changer (voir « Comment dépasser la douleur de l'absence ? », p. 241).

Mettre des mots sur ses réactions

Les moments où la souffrance est la plus vive sont ceux de l'annonce d'une maternité chez une personne proche ou ceux d'un contact avec des enfants, à un moment où l'infertilité est difficile à porter.
Ces moments peuvent représenter une véritable épreuve. Beaucoup de couples, fragilisés par la différence que l'infertilité a créée entre eux et « les autres », y voient même les moments les plus difficiles à gérer de tout leur parcours.

➡ Essayez de définir, avec la même clarté que ci-dessus, la première réaction qu'entraîne chez vous une annonce douloureuse en provenance de l'extérieur.

Exemple : vous avez appris de façon fortuite, au cours d'un repas au restaurant d'entreprise, qu'un de vos collègues de travail (une simple relation pour vous) avait décidé, avec sa conjointe, d'arrêter l'emploi de tout moyen de contraception. Aujourd'hui, deux mois plus tard et de la même façon, vous apprenez qu'il vient d'annoncer l'attente d'un heureux événement à plusieurs collègues.
Quel est le sentiment immédiat qui prédomine chez vous :
– la jalousie ?
– la lassitude, le dégoût ?
– l'injustice ?
– l'aggravation de la solitude que vous ressentez ?
– ou au contraire la joie pour lui (« La terre ne s'arrête pas de tourner parce que je n'ai pas d'enfants ») ?
Comme ci-dessus, l'intérêt de cet exercice est de permettre de se situer dans ses propres émotions et dans leur évolution. Faites ce test plusieurs fois. Vous constaterez qu'au fil du temps et de votre

expérience, les réponses évolueront petit à petit... normalement vers les dernières propositions de la liste. Cet exercice peut être personnalisé par le souvenir de scènes que vous avez réellement vécues.
Il peut être complété par une deuxième étape : tentez de connaître l'origine intime de ces réactions. Plus difficile à accomplir seul(e), cette démarche-là peut nécessiter une aide extérieure (voir « Comment dépasser la douleur de l'absence ? », p. 241).

« Ma chance est de ne jamais avoir été jalouse d'une femme enceinte ou d'un nouveau-né. Je ne souhaite à personne d'être non féconde, c'est vraiment trop dur à supporter. » Carole, 30 ans.

L'entourage, ce peut aussi être des anonymes

Dans une société comme la nôtre, le monde des femmes enceintes et de la petite enfance est érigé en modèle d'épanouissement et de bien-être (magazines, publicité). Pour de nombreuses personnes qui souffrent de l'absence d'enfant, ces images sont ponctuellement ressenties comme des agressions dont l'importance ne peut pas être systématiquement minimisée.

« Je commence aussi à avoir du mal à regarder le ventre d'une femme enceinte, à regarder un landau passer devant moi. Demain c'est la fête des mères et, moi, ça me fait mal. C'est comme les "peut-être". Je ne peux plus les entendre. Pourtant ils font tellement partie de ma vie d'aujourd'hui. » Laure, 27 ans.
« Quand le médecin nous a fait comprendre qu'il faudrait un miracle pour avoir un enfant, j'ai réagi très violemment, mais en une seule fois. En sortant de chez lui, j'ai pleuré, j'ai insulté presque sans me cacher des couples avec poussette. Ça a duré une demi-journée. Ça m'a fait du bien. Et puis j'ai admis la situation, qu'est-ce que je pouvais faire d'autre ? Ma femme a réagi différemment. Elle a pleuré, mais n'a pas extériorisé autrement ce qu'elle ressentait. Elle s'est mise à haïr les femmes enceintes. Ça la minait de l'intérieur et ça a duré des mois. Moi c'était bon, j'avais craché ce que j'avais à cracher. Je n'étais pas serein, mais ça allait. » Maxime, 31 ans.

Il n'y a pas que la télé ou la presse : dans la rue, des femmes inconnues sont enceintes, d'autres poussent des landaus. Chacune provoque un pincement au cœur, une petite jalousie. Parfois plus : des larmes, un sentiment d'impuissance, une douce haine. Quand la douleur s'éloigne (jamais complètement), la question reste : « Pourquoi pas moi ? »
Le plus souvent, cette sensibilité aux agressions anonymes atteint son paroxysme peu après l'annonce d'une infertilité. Elle s'estompe avec le temps.
La gêne ressentie, voire la douleur, peuvent là encore être cernées, et peut-être amoindries, par un travail de réflexion sur soi, comparable à ceux proposés ci-dessus.

Le risque du repli

« Chez tous les amis que nous avons, les filles sont tombées rapidement enceintes, par conséquent nous nous sentons incompris et seuls. Personne n'a connu les mêmes problèmes que nous, nous finissons par ne plus supporter d'être en présence de toutes ces familles. Et le temps passe. La motivation diminue. L'optimisme aussi. » Anne, 26 ans.

Les questions d'infertilité, et leurs traitements éventuels, concernent essentiellement des personnes ayant entre 25 et 35 ans. C'est la fourchette d'âge durant laquelle l'être humain est le plus fertile. Autour de lui, le couple sans enfants est donc confronté de façon automatique, dans ses relations proches, amicales ou familiales, à la grossesse, à la naissance et à la croissance des bébés des autres.

➡ L'infertilité provoque un isolement relationnel du couple, dont la partie la plus douloureuse est l'isolement qui se forme vis-à-vis de connaissances du même âge que lui. Celles-ci pouponnent, parlent de crèche ou d'école durant les dîners et mènent déjà une vie de parents.

> « Ce qui me gêne plutôt, c'est que les autres qui ont des enfants ou vont en avoir soient gênés de m'en parler. Ils s'imaginent que mon copain et moi on ne peut pas comprendre leur joie d'être parents, ou ils ont peur qu'on soit jaloux de cette situation. Je hais cette gêne. » Carole, 30 ans.

Lorsque plusieurs années s'écoulent sans que l'infertilité soit résolue, c'est la vie relationnelle dans son ensemble qui est menacée. Pour le couple sans enfants, aller vers les autres, c'est-à-dire entrer simplement en contact avec quelqu'un, demander des nouvelles d'un nouveau-né en gardant sa bonne humeur, jouer avec des petits, etc., devient un effort dont l'entourage ne mesure que très rarement la violence.

> « Le plus dur, c'est les gens : "Quel âge as-tu au fait ? ... Ah, quand-même ! N'attends pas trop, parce que ce sera de plus en plus difficile !" Merci, on sait. Ou encore : "Je t'offre ce bibelot, comme tu n'as pas d'enfants, tu pourras le mettre à portée de main... avec les miens, je ne peux rien laisser de trop fragile." Mais faites-les taire ! » Danielle, 36 ans.

Lorsque la vie relationnelle semble ainsi devenir davantage un facteur d'éloignement que de rapprochement, le couple peut être insensiblement tenté d'y renoncer. Petit à petit, il peut ressentir la tentation dangereuse de se recroqueviller, de se replier sur lui-même.

> « Ma meilleure amie est enceinte de 3 mois. Or nous avions arrêté la pilule presque en même temps. Je ressens comme une injustice affreuse le fait de ne pas pouvoir être mère, alors que les autres femmes sont si heureuses de le devenir. Je me demande comment je pourrai supporter de voir son bébé si je ne suis pas moi-même enceinte à ce moment-là. Je ne suis pas sûre de pouvoir supporter cette épreuve. » Viviane, 29 ans.

S'y ajoute le fait que l'école est un facteur d'intégration... pour les parents aussi !

Pour un jeune couple, la vie qui s'organise autour de l'école de son enfant est importante. Les parents des copains de classe des enfants

sont une source importante de relations, d'informations, d'équilibre. Les associations de parents d'élèves peuvent également représenter une source d'engagement importante.
Mais lorsqu'il n'y a pas d'enfants ? C'est alors de tout un pan de la vie sociale dont le couple est privé. Lorsqu'un des deux conjoints ne travaille pas ou ne travaille qu'à temps partiel, l'absence de vie liée à l'école est un véritable facteur d'isolement.

Comment dépasser la douleur de l'absence ?

En apprenant à se connaître

Entamer une réflexion sur soi est une démarche essentielle pour franchir le cap de la douleur et continuer à construire. Les pages précédentes proposent un premier travail : nommer ses sensations.
Une autre piste peut consister à être observateur, puis analyste, de ses propres réactions. Lorsqu'un événement ou une situation vous blessent plus que de raison, par exemple, tentez d'établir pourquoi : « Qu'est-ce que la vision ou la connaissance de cet événement a réveillé en moi comme peur, gêne ou question, pour que je réagisse ainsi ? »

En parlant de sa douleur

L'échange est l'autre pan de cette démarche de réflexion. On peut avancer seul (ou en couple) sur la connaissance de soi-même, mais jusqu'à quel point ? L'aide d'une personne extérieure peut s'avérer indispensable pour en tirer des enseignements et pour lancer de nouvelles pistes de recherche.
Cette personne extérieure peut être :
– un membre de l'entourage, dont l'expérience ou la proximité vous laisse penser qu'il peut représenter une aide appropriée à vos besoins ;
– un psychologue, qui travaillera avec vous à partir de l'écoute de votre parole ;

– toute autre personne dont vous pensez qu'elle est apte à vous écouter et à vous donner des réponses : professeur, personnalité religieuse, etc.

POUR L'ENTOURAGE, L'ATTENTE EST DIFFICILE AUSSI

La période de l'absence d'enfant est dure pour tout le monde. L'absence d'enfant est un long non-événement. Qui dit non-événement dit absence d'annonce. L'entourage vit souvent dans l'ignorance ou dans les suppositions quant à la réalité de l'infécondité : « Peut-être ne veulent-ils pas d'enfants pour l'instant, c'est tout ! » Du coup, l'entourage a du mal à se situer, et l'absence de clarté quant à la situation et aux intentions du couple peut mettre un flou sur leurs relations.

C'est d'autant plus vrai que la plupart des couples attendent un ou deux ans pour mettre en route résolument une procréation médicalisée et, donc, informer de façon précise leur entourage (exception faite des intimes, qui sont mis tôt dans le secret).

21
L'entourage pendant la FIV

Un soutien… et un facteur de stress

Contrairement à l'absence d'enfant qui, par définition, n'est pas un événement et ne provoque donc, généralement, pas de réaction, la connaissance du lancement d'une tentative de FIV chez une personne proche (un enfant, un frère ou une sœur, un(e) ami(e), un(e) collègue…) implique l'entourage de façon beaucoup plus directe. C'est un événement en tant que tel.
En fonction du « côté de la barrière » où l'on se situe (c'est-à-dire selon que l'on est couple ou entourage), comment gérer les modifications que cet événement peut entraîner dans sa vie relationnelle ?

Quand on leur demande : « La FIV a-t-elle modifié vos relations avec votre entourage familial ou amical ? », « oui » répondent 33 % des personnes interrogées, « non » pour une grande majorité : 67 %.
À cette première question, une deuxième était accolée : « Si oui, dans quel sens : en les compliquant ou en les améliorant ? » Les femmes et les hommes avaient la possibilité de répondre séparément ; leurs réponses sont proches. Pour 76 % des femmes et 68 % des hommes, elle les a compliquées. Elle ne les a améliorées que pour 28 % des femmes et 34 % des hommes.

Il est intéressant de remarquer que plusieurs personnes, pour chaque sexe, ont coché chacune des deux cases (ce qui explique que les pourcentages sont supérieurs à 100). Elles ont voulu signifier par là que l'entourage n'était pas une entité compacte qui pouvait être prise en bloc une fois pour toutes, mais qu'il était constitué de personnes qui pouvaient réagir et se comporter différemment, dans un sens ou dans l'autre.

Partager l'épreuve… et l'espoir

Du côté du couple

Intimes, proches, relations : au nom de l'amour, de l'affection, de l'amitié ou de la simple connaissance, l'ensemble de l'entourage est concerné, de près ou de loin, par l'annonce du lancement d'une tentative. Il est important pour le couple de savoir que l'entourage est disponible.

Les réactions des uns et des autres à cette annonce peuvent s'avérer multiples, ainsi que leur expression. Elles peuvent aller d'une liberté totale d'aborder le sujet jusqu'à un profond malaise. Entre les deux figurent, comme sur une palette de couleurs, tous les stades du comportement : compassion, indifférence spontanée ou volontaire, gêne qui pousse à ne jamais aborder le sujet même si le couple laisse entendre qu'un dialogue est possible, etc. Là encore, chaque personne réagit face au couple avec ses propres barrières et sa propre histoire.

> ➡ Dans cet enchevêtrement de comportements possibles, l'important pour le couple est que la possibilité de communication avec l'extérieur ne soit pas rompue.

Le silence de ceux qu'on aime, lorsqu'on traverse une épreuve, est facilement assimilé à de l'indifférence ou à de la négligence. C'est un sentiment difficile à vivre. Pour un couple dont l'épreuve est de se battre pour espérer l'arrivée d'un enfant, c'est une douleur supplémentaire de constater qu'un silence peut se créer entre lui et son entourage *à cause de ça*.

Ainsi, c'est dans le sens de la considération et de l'absence de silence que l'entourage peut principalement agir : en assurant le couple de sa présence, que celle-ci soit neutre ou active.

« Nous avons rapidement eu besoin de tenir tout notre entourage au courant de notre parcours médical : famille, amis, collègues. Cela permettait de dédramatiser notre problème et d'être entourés de gens qui, du même coup, évitaient les remarques qui auraient pu blesser. À mon boulot, je n'avais pas besoin de me justifier à chaque fois que j'avais un coup de cafard. Quand les gens savent et vous soutiennent, c'est très précieux. » Élisabeth, 31 ans.

« Pendant deux ans, nous n'avons rien dit à notre entourage. Nous avons supporté plus ou moins bien les remarques des uns et des autres. La pire, ce fut : "Et pourquoi t'as pas d'enfants, ça fait des saletés ?" Nous nous sommes soutenus l'un l'autre. Quand l'un craquait, l'autre optimisait. Puis on a fini par expliquer à la famille et à nos amis, à parler plus ouvertement de l'absence d'enfant. Ils ont été formidables. Maintenant je suis convaincu d'une chose : si vous avez un problème dans ce domaine-là, dites-le. Vous serez étonnés de voir que vous n'êtes pas seuls, que d'autres connaissent des problèmes similaires ou connaissent des gens qui... ouah, ça fait du bien. » Vincent, 26 ans.

Pour l'entourage

À juste titre, surtout s'il est peu informé de ce qu'est ou de ce que représente une FIV, l'entourage se sent désarmé. Comment se manifester sans être indiscret ou sans blesser ? Comment manifester son affection et sa disponibilité ?

Pour les personnes qui, en étant dans cette situation, souhaitent manifester au couple (ou à l'un de ses membres) leur amitié, la question de la forme et du fond de leur message se pose. Voici quelques trucs simples.

Concernant la forme, les moyens les plus courants : un coup de fil ou un mot glissé dans une enveloppe (voire un e-mail pour les connec-

Concernant le fond, tout le problème réside dans le fait que l'annonce de la FIV d'un couple proche peut surprendre, impressionner, rendre mal à l'aise l'entourage, le désarmer ou même lui faire peur : « Que puis-je dire, puisque je n'y connais rien ? » Dans le même temps, la FIV n'est pas un moment détaché de la vie et, en tant qu'épreuve, elle réclame au contraire des manifestations d'affection.

« Quand notre fils nous a annoncé qu'il se lançait avec sa femme dans une FIV, nous avons été fiers de lui et, en même temps, un peu perdus, car on ne comprenait pas bien ce qu'il allait vivre vraiment. On s'est renseigné un peu, on en a parlé avec lui. Et finalement, il nous a expliqué que ce qui comptait pour lui, ce n'était pas qu'on comprenne tout. C'était qu'on lui dise qu'on l'aime et qu'on penserait beaucoup à lui. » Une mère.

Quelques phrases très simples sont adaptées à la situation. Elles font du bien, pour un couple, à lire ou à entendre : « Je connais mal le problème, mais sache simplement que je pense à toi... » « Je sais que je ne peux pas me mettre à ta place, mais je t'aime et je suis là si tu en as besoin. » « Nous ne réalisons pas l'étendue de ce que vous vivez à deux, mais sachez que, de loin, nous sommes de tout cœur avec vous », etc.

Tout l'entourage est-il amené à se manifester ?

Il faut bien entendu qu'une certaine proximité existe avec le couple pour que manifester son soutien ait un sens. Selon le déroulement des circonstances et la force du lien qui l'unit au couple, l'entourage se sent ou non impliqué personnellement dans la tentative. Par exemple, si le couple a choisi de se confier ou de se renseigner auprès d'une personne, celle-ci peut se dire que ses marques d'intérêt seront significatives. À l'inverse, une personne envers laquelle le couple n'a fait aucune démarche ou n'a pas laissé entendre qu'il se lançait dans une FIV, peut à juste titre hésiter quant à l'opportunité d'afficher son soutien. C'est alors le bon sens qui doit régner. Il faut par exemple se demander : « Comment ai-je eu connaissance de cette FIV ? Si c'est de façon indirecte, le couple sera-t-il heureux de savoir que je le sais ? » Etc.

Vivre de l'intérieur le processus médical de la FIV, c'est découvrir pour la femme une fatigue nouvelle et, souvent, faire connaissance avec une douleur physique.
Vivre de l'intérieur ce que représente la FIV au niveau mental, c'est faire connaissance avec un stress important, avec des baisses récurrentes de moral teintées d'un espoir qu'il faut savoir mesurer, avec une lassitude due à la durée des traitements.

➡ Contrairement à ce qui se passe avant le lancement de la FIV, il ne s'agit plus pendant la tentative d'expliquer ni d'imaginer « ce que ça va être » (ce que peuvent faire en même temps le couple et l'entourage). Une fois la FIV lancée, il s'agit pour le couple d'« être dedans », en vivant au mieux chaque jour qui passe.

L'entourage, lui, n'a évidemment pas à effectuer ce passage du théorique au pratique. Il en découle que le partage de l'expérience prend à ce moment-là un sens nouveau : le couple est embarqué dans une aventure à laquelle il n'a pas accès.
Un éloignement mathématique se crée. L'entourage doit « inventer » de manière à trouver sa place par rapport au cheminement du couple. Le dialogue possible en devient plus étroit et limité à moins de personnes. L'idéal est d'être dans une « discrétion positive » : être ouvert, mais pas intrusif.
Lorsque la tentative est commencée, c'est le temps pour le couple de se débrouiller au mieux avec elle. L'entourage a alors pour rôle (mais peut-il faire autrement ?) de se placer en retrait avec le plus de bienveillance et de « neutralité » possibles, afin de le laisser vivre sa tentative au quotidien.
On peut presque écrire qu'à ce moment-là, c'est davantage au couple qu'à l'entourage que revient l'initiative d'un dialogue éventuel. Et c'est alors que la disponibilité des proches trouve tout son sens : si le couple (ou l'un de ses membres) exprime un besoin de parler de manière précise, ou un besoin de marques d'intérêt plus aigu qu'à l'accoutumée, alors l'entourage pourra être amené à s'investir de façon plus « active » dans la tentative.
(On remarque d'ailleurs que, même pour l'entourage intime ou proche, cette implication plus franche est loin d'être toujours facile.

La barrière de l'intimité du couple, la gêne par rapport à la sensibilité du sujet, en sont les principales raisons.)
Il faut rappeler, enfin, qu'encore une fois, toutes les situations se rencontrent. Certains couples parlent de leur FIV avec une facilité étonnante, désarmante même pour l'entourage ! D'autres sont si réservés que même les parents et amis proches hésitent à aborder le problème. À chacun, dans cette jungle de réactions et de comportements possibles, de déterminer celui qui lui convient.

Les intimes : un rôle difficile

Informés les premiers, souvent impliqués par le couple lui-même dans sa démarche, les intimes se retrouvent en première ligne durant une tentative. Leur rôle est difficile : ils sont utilisés comme exutoire ou source de conseils par le couple sans être forcément armés pour cela. Le fait d'être intime ne les empêche pas de pouvoir être, comme tout le monde, étrangers au sujet de la FIV... Comment répondre aux attentes que le couple place en eux sans décevoir ? De plus en les plaçant en confidents, le couple indique inconsciemment aux intimes qu'il attend beaucoup d'eux, en tant que soutien et support. Toute déception sera d'autant plus dure à avaler : les intimes sont en quelque sorte « sous pression » lorsque le couple en FIV choisit de les impliquer avec lui dans une tentative.

Gêne, tabou, inconnu... les limites du partage

Pour le couple plongé dans l'aventure, il est difficile d'imaginer à quel point certaines personnes de l'entourage vont avoir du mal à être « sur la même longueur d'onde » que lui durant la tentative. Plus ces personnes sont habituellement proches, plus cette réalité apparaîtra décevante, voire incompréhensible.
Le phénomène est pourtant normal : la personnalité de tout être humain est emplie de tabous, de gênes, de peurs, conscients ou inconscients. Il est fréquent que la FIV révèle ou décuple certains de

ces aspects cachés de la personnalité. Cela est dû principalement au franchissement de la barrière de l'intimité qu'elle nécessite. Du coup, l'entourage peut avoir peur de ne pas être juste dans ses paroles, de ne pas savoir aider, de ne pas savoir comprendre. D'ailleurs, on a beau être proche ou intime, qui d'autre que les professionnels ou les couples confrontés au problème sait vraiment ce qu'est une FIV ? Quelles en sont les étapes et quelles en sont les difficultés ? Ce qu'une FIV représente comme travail psychologique ? Comme expérience humaine ? Il est relativement facile, vu de l'extérieur, de se représenter la douleur de l'absence d'enfant. Mais la difficulté de la FIV, c'est autre chose.

« Le plus dur, c'est ce sentiment qu'on est seuls. Beaucoup de gens s'en fichent royalement et, quand ils posent des questions, c'est après... La famille ne sait plus trop quoi dire, les amis non plus, on se retrouve à deux. » Pierre, 29 ans.

Il faut même aller plus loin, et dire que, pour certaines personnes, faire une FIV « n'est pas un moyen normal de faire un enfant ». L'idée sera (heureusement) rarement exprimée aussi brusquement, mais des raisons idéologiques, religieuses, personnelles, peuvent provoquer des réactions négatives ou mesurées de l'entourage. Le couple devra les prendre en compte.

➡ Faire une FIV n'est pas un acte anodin. Quel que soit leur degré d'amitié ou d'amour pour le couple, les membres de l'entourage peuvent en ressentir une gêne profonde.

Comme dans toutes circonstances, la personnalité de chacun, ses barrières intérieures, son vécu, conditionnent son attitude. La FIV provoquera de bonnes surprises : des personnes que l'on pensait distantes, voire indifférentes, vont se révéler sous un jour étonnant, pleines d'attention, très proches. D'autres vont décevoir, en apportant une écoute et une aide moindres que celles imaginées... sans que le couple ou elles-mêmes sachent forcément d'où provient le malaise qu'elles ressentent !

➡ Le couple doit se préparer, pour ne pas s'en formaliser, à des surprises dans la capacité de son entourage à partager avec lui la réalité de la FIV.

« Finalement, cacher les traitements, surtout à la famille, cela évite bien des questions douloureuses, surtout en cas d'échec d'une FIV. » Anonyme (questionnaire).

Quand le partage devient « agression »

Le sujet est difficile à aborder. Quand on ne connaît pas la FIV, on peut, sans même s'en rendre compte, faire des remarques ou donner des conseils qui blessent les principaux intéressés.
À cause de sa méconnaissance du problème, l'entourage se retrouve souvent en décalage, lorsqu'un couple plus ou moins proche lui annonce ou laisse entendre le lancement d'une FIV.

« Concernant notre entourage, nous souffrons beaucoup de leurs remarques, du style : "Tu es trop négative, tu vois toujours tout en noir, c'est pour ça que ça ne marche pas !" » Valérie-Anne, 28 ans.
« Ce qui m'a manqué le plus, c'est de parler de la FIV avec des gens qui me comprenaient. J'ai mis très peu de gens au courant : trois amies, simplement. Il y en a deux qui étaient en dehors du coup : réflexions maladroites, écoute distraite, pour finir à chaque fois par le fameux : "Je comprends." Mais est-ce qu'on peut comprendre la FIV quand on est tombée enceinte dès le deuxième mois, qu'on a un petit bout merveilleux et qu'on est amoureuse et épanouie ? J'ai comme un doute. » Muriel, 27 ans.

Ce décalage peut être comblé par l'amour ou l'affection et donner lieu à des échanges dans lesquels les bienfaits du dialogue trouvent tout leur sens. Mais il peut aussi, et cela arrive souvent, se traduire par de la maladresse, par des jugements à l'emporte-pièce : « Tu ferais mieux d'arrêter de te biler et ton enfant viendra tout seul ! » « Si j'étais à ta place, je réfléchirais un peu... » Ces remarques créent, des deux côtés, un sentiment d'incompréhension.

Ces remarques ou conseils, donnés par des gens qui ne connaissent pas le problème, sont surtout durs à avaler quand ils émanent de personnes qu'on aime et qu'on estime. Il est par ailleurs souvent difficile d'y répondre brutalement, car ils sont lancés par des personnes qui, de bonne foi, ont envie d'apporter une aide. On en est réduit à penser : « Tu ferais mieux de te taire plutôt que de dire une pareille ânerie... »

➡ À cause de ces agressions involontaires, une relation ambiguë se crée souvent entre le couple et l'entourage. Une relation qui mêle l'amour et la méfiance : l'entourage est comme une créature rassurante, capable brutalement de faire très mal sans le vouloir ou sans le savoir.

À moins que la remarque ou question de l'entourage soit franchement idiote ou dénuée de tout tact (auquel cas une réponse tranchante risque fort de venir naturellement...), la meilleure manière d'y réagir est de laisser entendre : « Je suis en train de vivre quelque chose de difficile ; tu ne peux pas te mettre à ma place. Je préfère donc que tu gardes tes conseils. »

Il faut savoir que ces phrases, même si elles font mal, expriment en fait souvent, simplement, une gêne et un désarmement ressentis par la personne extérieure vis-à-vis du couple.

Sur la longueur d'une tentative il y a peu de chances de les éviter. Sur l'ensemble des personnes auxquelles il désire se confier, le couple en FIV risque même d'en entendre plusieurs...

Quand l'affection des autres devient pression

« C'est notre troisième tentative. À chaque fois, ma mère croit fermement qu'elle aura son premier petit-enfant à l'arrivée, et elle nous le fait bien comprendre. D'un côté, son optimisme fait du bien quand, nous-mêmes, on n'y croit plus. Mais c'est aussi une pression sur nous, parce que sa déception est immense lorsque le traitement ne marche pas. Et que là encore, elle nous le fait savoir. » Rémi, 30 ans.

En matière de relation avec l'entourage, il convient également d'aborder la notion de « distance », qui doit accompagner le suivi d'une tentative.
Trop de distance de la part de l'entourage renforce l'impression de solitude du couple et peut réduire sa motivation.
Trop de proximité, à l'inverse, peut être source de stress. À l'image d'une mère envahissante qui sème par trop de présence la discorde dans un ménage, la participation trop active de certains membres de l'entourage peut représenter un poids pour le couple :
– dans le vécu même de sa tentative : trop de coups de téléphone, trop de questions, trop d'entorses faites à la discrétion, nuisent à la sérénité ;
– dans ce que représente la FIV : un cheminement à deux, dans lequel l'entourage ne doit avoir un rôle actif que si le couple lui indique qu'il en ressent le besoin.
Comme en cas de phrases malheureuses, il est délicat de devoir dire à une personne qu'on aime d'être plus discrète ou de garder pour elle une attente exprimée trop vivement. Cette démarche doit pourtant être menée (en y mettant les formes qui conviennent, en fonction des personnalités en présence) dès lors qu'il s'avère que ce comportement peut entamer le bon équilibre et la sérénité du couple dans sa tentative.

Dans une certaine limite, apprendre à « se blinder »

Pour que la FIV ne devienne pas une épreuve franchement insurmontable, il est important que le couple garde une certaine sérénité par rapport aux conseils ou questions déplacés, aux remarques assassines.
Certains y parviennent, nous l'avons vu, au prix d'un certain isolement. D'autres parviennent à relativiser ces phrases et ces événements par un travail de distanciation (ou de « blindage »), qui leur permet de ressentir moins de colère ou d'agacement face aux agressions extérieures.
Attention. Ce travail de « blindage » ne doit pas être confondu avec une coupure qu'il faudrait faire vis-à-vis de l'extérieur. Il s'agit plutôt d'un travail de maîtrise de soi, voire de relaxation, qui peut nécessiter une aide extérieure. Il ne faut pas hésiter à en parler à un professionnel.

L'usage d'autres médecines (acupuncture par exemple) peut s'avérer très efficace dans cette étape. En répartissant mieux les énergies du corps, ces médecines parviennent à apporter paix et équilibre intérieurs. Quelques séances peuvent suffire (voir « La voie de l'acupuncture », p. 200).

« J'ai l'impression que la FIV fragilise tout le monde, que ce soit le couple ou l'entourage, et même ceux qui sont forts. » Maxime, 28 ans.
« J'ai une expérience de plusieurs FIV. Ce que je dirais, c'est qu'il faut savoir laisser couler sur soi les réflexions des autres. Au début, c'est beaucoup plus facile à dire qu'à faire. Mais, si on le veut, on y parvient, petit à petit. Il faut savoir se blinder, sinon on se rend la vie vraiment impossible. Il y a toujours des situations ou des réflexions qui sont dures à encaisser : un frère qui annonce la grossesse de sa femme, une question idiote, une émission de télé sur les familles nombreuses... Comme par hasard, ces douleurs arrivent toujours à des moments où on se sent faible et elles font encore plus mal ! En étant préparés à les recevoir, on peut les oublier plus vite ou, en tous cas, les relativiser, pour ne pas les prendre à chaque fois comme une gifle. C'est ce que j'ai essayé de faire. Je m'y suis prise simplement, en me souvenant, lors de chacune de ces "attaques", de l'objectif qu'on s'était fixé à deux. Je me concentrais sur tout ce que représentait pour nous ce bébé qui nous attendrait peut-être au bout du chemin. Tout le reste devenait sans importance, et je parvenais à repartir. » Valérie, 32 ans.

En résumé

Avant et pendant la FIV, une relation que l'on peut qualifier de tendre et conflictuelle à la fois réunit le couple et son entourage.
Les liens avec l'extérieur constituent pour le couple un facteur d'équilibre primordial. Mais s'ils sont source de réconfort et de soutien, ils peuvent aussi devenir source d'inquiétude et de mal-être. À cause de la douleur de l'infertilité qui rend le couple susceptible mais aussi des barrières que la FIV demande de franchir. Malgré ses efforts, l'entourage est dans l'impossibilité de se mettre à la place du couple. Dans sa volonté d'être proche de lui malgré tout, mais sur un terrain qu'il maîtrise mal, il devient maladroit, gaffeur, blessant par ignorance ou par mauvaise interprétation. Le couple doit gérer comme il peut ces décalages, parfois vécus par lui comme autant d'agressions.

22
Une « politique de communication »

À qui, précisément, au sein de son entourage, parler de la FIV ? On ne parle pas de ses difficultés à avoir des enfants, et encore moins des traitements médicaux entrepris pour y remédier, à « n'importe qui ». C'est pourquoi, comme tout sujet dans lequel l'aspect personnel prime sur les autres (une maladie, un changement professionnel, etc.), la FIV pousse l'homme et la femme à choisir un certain nombre d'interlocuteurs privilégiés au sein de leur entourage. Ces personnes choisies seront impliquées dans leur démarche plus directement que les autres.

Vous avez déjà une politique de communication

Tel monsieur Jourdain qui, dans *Le Bourgeois Gentilhomme*, de Molière, faisait de la prose sans le savoir, les membres des couples confrontés à l'absence d'enfants mettent en place, très souvent sans s'en rendre compte, leur première politique de communication.
En choisissant très simplement de parler de leur problème d'infertilité à certaines personnes et de ne pas en parler à d'autres, ils se désignent des interlocuteurs privilégiés :
– les personnes en qui ils ont confiance ;
– les personnes dont ils pensent qu'elles comprendront mieux que d'autres leur situation ;

– celles avec qui il sera possible de dialoguer, de dédramatiser, de se changer les idées, etc., selon les besoins ressentis.
Il y a une probabilité assez forte pour que, lorsque la FIV se mettra en place, les mêmes personnes soient choisies pour remplir le même rôle de proximité.

Faire des choix n'empêche pas la spontanéité

Choisir des interlocuteurs privilégiés est une démarche naturelle qui correspond à la faculté que nous avons tous de sentir plus d'affinités et de proximité avec certaines personnes qu'avec d'autres.
Cela ne signifie pas pour autant s'imposer des barrières, ni refuser la spontanéité du dialogue avec le reste de son entourage. Si, par exemple, durant un dîner ou un week-end, le couple se trouve en présence de personnes qu'il ne connaît pas et que le sujet des enfants vient « sur le tapis », rien ne dit que le dialogue de ce moment-là ne sera pas aussi riche que celui échangé avec une personne « choisie », qui connaît l'homme ou la femme depuis des années.

Parler de la FIV : démarche individuelle ou démarche de couple ?

Certains interlocuteurs, notamment familiaux, sont communs aux deux membres du couple. Pour le reste, il semble que la communication avec l'extérieur soit bien davantage une démarche personnelle que commune. Ce n'est pas parce qu'ils forment un seul couple que l'homme et la femme réagissent intérieurement de façon identique sur la FIV :
– ils se posent des questions différentes ;
– ils ont besoin d'entendre des choses différentes ;
– ils ont besoin de s'exprimer sans que le conjoint soit présent ni même au courant.

➡ Le choix d'un interlocuteur privilégié correspond au besoin ressenti par chaque conjoint de recevoir ce dont il a besoin pendant la FIV, d'où la nécessité d'effectuer un choix personnel parmi l'entourage.

On observe deux constantes. En premier lieu, chaque conjoint communique de façon préférentielle avec des personnes de son sexe. D'autre part, le nombre d'interlocuteurs, la manière d'aborder le sujet avec eux, etc., dépendent de la personnalité de chacun. Comme dans la vie courante, il est probable par exemple qu'une personne introvertie parlera de la FIV qu'elle est en train de vivre à un nombre de personnes plus restreint qu'une personne expansive.

LES INTERLOCUTEURS PRIVILÉGIÉS : PAS TOUJOURS DES INTIMES

Il est intéressant de remarquer que les personnes choisies peuvent l'être pour des raisons variées, pouvant tenir aussi bien à leur personnalité qu'à une de leurs particularités. Ainsi, on peut citer le cas de cet homme de 30 ans qui ressentait le besoin d'évacuer le stress provoqué par la tentative qu'il vivait : se souvenant qu'il avait croisé chez des amis un jeune homme de son âge avec qui il avait parlé squash, il appela ses amis pour avoir ses coordonnées. Les deux hommes se mirent à jouer au squash une fois par semaine et, petit à petit, sans qu'ils se soient connus auparavant, le second devint le principal confident du premier quant à ses difficultés à vivre la tentative.

Choisir ses interlocuteurs

Sans qu'il soit question d'une quelconque sélection, il est possible pour l'homme et la femme, ensemble ou séparément, d'entamer une réflexion sur leur entourage avant le lancement de la FIV. Cette réflexion peut s'assimiler à un jeu ; elle permet de déterminer les personnes qui risquent d'être les mieux à même de répondre aux attentes de l'un et de l'autre. Elle se déroule en deux temps :

De quoi ai-je besoin ?

L'homme et la femme ont des besoins de communication et de partage différents. En fonction de leurs personnalités, ils peuvent rechercher dans leur entourage des « prestations » variées :
– besoin de quelqu'un pour dialoguer à bâtons rompus ;
– besoin de quelqu'un pour engager certaines réflexions, sur des thèmes précis liés à la FIV ;
– besoin de quelqu'un pour dédramatiser ;
– besoin de quelqu'un pour se changer les idées, aller au spectacle, faire du sport, etc.

Qui est le mieux placé pour remplir chaque fonction ?

Que ce soit dans l'entourage professionnel, amical ou familial, ou même dans le paysage social que le couple peut côtoyer (professeur, prêtre, etc.), certaines personnes sont mieux placées que d'autres pour répondre à chacun de ces besoins. Ceci peut être dû à leur expérience, à leur âge, à leur manière d'aborder la vie, à leurs goûts, etc. Un ou plusieurs interlocuteurs privilégiés possibles vont donc se distinguer. À l'occasion, leur nom pourra surprendre : « Tiens, je n'avais pas pensé à lui / à elle. »
Il reviendra ensuite à l'homme ou à la femme de décider s'ils suivent le résultat de ce test « raisonné » ou s'ils prennent un autre choix de communication plus « instinctif », parent proche par exemple.

Parler de la FIV à ses collègues

En passant 32 ou 35 heures (voire plus, pour nombre de professions) au sein d'une structure professionnelle, l'homme et la femme partagent une intimité évidente avec leurs collègues : vie à plusieurs au sein d'un même bureau, repas communs à la cantine ou au restaurant d'entreprise, pauses, voire gardes communes dans le cas des professions de santé, etc.
Répétés plusieurs fois par semaine, ces moments sont propices à la discussion et, dans le cas de la FIV, propices aux confidences.

> « Je suis convaincue que de pouvoir parler avant, pendant et après le traitement avec une personne extérieure n'étant pas concernée émotionnellement par le problème, peut vraiment apporter des chances supplémentaires de réussite. » Danielle, 36 ans.

Ne pas se tromper sur son entourage professionnel

Les collègues de travail ne forment pas un entourage choisi, mais un entourage imposé. Les personnes qui le composent ont pour point commun leurs compétences professionnelles. De cette évidence, il découle que la proximité que le quotidien peut engendrer entre des collègues ne doit pas être confondue avec une relation entre amis. Et que l'amitié ou, mieux, le partage de secrets intimes ne sont pas la suite logique et prévisible d'une relation entre collègues. Si ce partage existe, ce doit être en connaissance de cause.

« Suis-je obligé(e) de parler de la FIV, ou en ai-je envie/besoin ? »

Deux types de circonstances peuvent amener à parler de la FIV que l'on est sur le point ou que l'on est en train de mener au travail :
– *Parler pour informer.* Le suivi d'une FIV peut engendrer des difficultés de conciliation avec sa vie professionnelle (horaires). Anticiper ces difficultés nécessite souvent d'en parler à son supérieur hiérarchique ou à ses collègues proches, dans le seul but de prévoir un mode d'organisation. Il s'agit le plus souvent d'une discussion dégagée de tout sentiment. (Sur ce point, voir « La vie professionnelle », p. 210.)
– *Chercher à échanger sur le sujet.* La FIV peut être abordée de façon beaucoup plus personnelle. Lorsque c'est le cas, elle l'est généralement avec des personnes de même niveau de compétence ou partageant le même lieu de travail : bureau, atelier, etc.
La question de la confiance dans la personne avec laquelle on souhaite aborder le sujet doit se poser tout de suite. Même si la

« Pour moi, il n'est pas question d'aborder le thème de la FIV au travail. Je dirige une équipe d'ouvriers... J'aurais très peur que ce soit déformé et que mon autorité en prenne un coup. » Thierry, 25 ans.

proximité peut entraîner la création de sympathies, voire d'amitiés, au travail, il ne faut pas oublier que les relations professionnelles restent souvent emplies d'une part d'équivoque, voire de compétition, parfois inconsciente :
– Suis-je sûr(e) que la ou les personne(s) avec laquelle j'ai envie d'évoquer mon problème ne va (vont) pas en parler « dans mon dos » avec d'autres que je ne souhaite pas mettre au courant ?
– Parler de la FIV ne va-t-il pas, au bout du compte, me mettre en situation de faiblesse ?
Si la réponse à ces questions est négative, alors il est possible d'engager une discussion sur le sujet. Son contenu dépendra évidemment du degré de sympathie ressenti pour le, la ou les collègue(s).

« Mon entourage immédiat ne m'est pas d'un grand secours. Au boulot, déjà, on ne parle pas de ça facilement. On le raconte encore moins aux collègues récents. Ceux qui savent ont eu un mot gentil au retour d'hôpital, puis chacun revient à ses préoccupations. » Florence, 33 ans.

Les bienfaits du dialogue

Les discussions sur la FIV au travail sont le plus souvent féminines. Les femmes ont moins peur de l'intime et, plus que l'homme, elles ressentent le besoin de provoquer des échanges sur le sujet. Parler de la FIV, et de ses à-côtés, leur permet d'aborder des sujets difficiles à approcher dans le cadre d'un cercle familial ou amical : parler du ressenti de son corps (« J'ai mal »), avoir des discussions sans tabou sur la sexualité, etc.
Le monde du travail confronte aussi la femme à des collègues enceintes ou qui ont des enfants : ressentir, grâce à elles, le monde de la maternité, le rythme de l'attente et la beauté d'une naissance, peut avoir un effet infiniment bénéfique sur le moral et la confiance de la jeune femme en protocole de FIV.

➡ Aborder la FIV au travail, dans une perspective de dialogue, peut s'avérer très bénéfique et important pour une personne en protocole. Cela à condition de garder la maîtrise de ce qu'elle confie, car la vie de groupe est toujours dangereuse pour les secrets...

Quand l'entourage, ce sont les enfants

« Mon enfant saura-t-il qu'il est né d'une FIV ? »

FIV classique et FIV avec injection

Plusieurs enquêtes ont été menées sur ce sujet auprès de couples en cours de tentative. Toutes aboutissent à la même conclusion : l'immense majorité de ces parents potentiels rejette l'idée qu'il puisse exister un secret entre eux et leur enfant à naître, par rapport à sa conception in vitro.

Certaines enquêtes en disent plus, en faisant état des principaux arguments évoqués par les couples. Ceux-ci peuvent se résumer en trois grands axes :

– l'enfant a le droit de connaître son histoire. L'information de l'enfant quant à sa naissance fait partie de son équilibre psychologique futur, du bon développement de sa personnalité et de la bonne qualité de sa relation avec ses parents ;

– faire une FIV est une preuve d'amour anticipée vis-à-vis de l'enfant à venir. C'est une démarche difficile ; l'enfant sera fier de savoir qu'avant même qu'il soit là, ses parents se sont battus pour lui (un enfant spontané n'a pas la chance de pouvoir se le dire...) ;

– par peur que l'enfant n'apprenne l'existence de la FIV dont il est issu de la bouche de quelqu'un d'autre, il y a nécessité de lui en révéler le secret. Certains parents expriment ainsi la peur d'une perte de confiance éventuelle dans le futur, causée par une absence de clarté de leur part vis-à-vis de l'enfant.

On remarque, de manière intéressante, que tous ces arguments sont parfaitement semblables à ceux concernant l'information d'un enfant adopté.
Certains parents, toutefois, soulignent leur crainte que l'annonce de son mode de conception ne particularise leur enfant. Pour l'éviter, ils émettent la possibilité d'informer l'enfant « lorsqu'il sera en âge de comprendre que ce n'est, finalement, pas quelque chose de distinctif par rapport à un autre. »

FIV avec donneur

Dans le cas de FIV réalisées avec don de spermatozoïdes (et plus encore avec don d'ovocyte), les proportions s'inversent.
Même si le thème est assez peu traité, ce constat est le fruit de plusieurs enquêtes. Pour exemple, citons celle qui a été menée en 1995, à l'hôpital parisien Saint-Vincent-de-Paul, auprès de couples y ayant eu un ou plusieurs enfants par FIV entre 1985 et 1995.
Il ressort de ce travail que trente naissances sont intervenues, durant cette période, après une FIV réalisée avec un sperme de donneur. Une majorité des parents concernés a affirmé ne pas en avoir informé son ou ses enfants et ne pas avoir l'intention de le faire. L'analyse de l'enquête précise : « Quand la réponse est positive quant à la levée du secret, elle concerne l'information sélective sur la fécondation in vitro, et non l'origine des gamètes ayant permis la FIV. »

Parler d'une tentative en cours

Parler de la FIV aux petits enfants

Parler de la fécondation in vitro à un jeune enfant de moins de 6 ans environ (plus ou moins, selon sa maturité, son caractère, sa curiosité...) est curieusement une chose moins difficile qu'il n'y paraît.
La principale raison à cela, c'est que l'univers d'un jeune enfant est presque uniquement composé de son entourage immédiat. Pour prendre une image : un petit enfant ne s'intéresse pas au destin du monde, mais seulement à celui de sa famille, voire de ses amis.

Autrement dit, ce qui compte pour lui, ce n'est absolument pas qu'on lui explique ce qu'est la FIV (il ne pourrait, de toute façon, le comprendre que très imparfaitement), mais c'est qu'on l'informe des changements éventuels concernant l'existence et le devenir de son entourage immédiat ; de ce qu'il advient de sa place dans l'univers qu'il connaît, en cas de changements. À partir du moment où il reçoit des réponses aux questions concernant ces préoccupations-là, l'enfant sera satisfait.
Il en découle que, si le déroulement de la FIV ne change rien ou peu de choses à la vie familiale que connaît l'enfant, lui parler de la tentative n'est pas franchement nécessaire. L'enfant risque, en plus, de ne pas comprendre l'échec éventuel de la tentative et d'attendre indéfiniment le petit frère ou la petite sœur qu'on lui a promis... En cas de succès de la FIV, il sera grandement temps de préparer l'enfant à accueillir le futur bébé.
La situation est différente si le suivi de la FIV entraîne des modifications dans la vie directe de la famille et de l'enfant. Par exemple, pour un couple vivant loin du centre de FIV, la ponction ovocytaire rend nécessaire un déplacement d'une journée, voire aussi d'une nuit, à l'hôtel ou chez des amis. Durant ce temps, l'enfant devra être placé chez ses grands-parents, chez les parents d'un copain, etc.
Selon l'âge de l'enfant, selon son caractère, il peut être important alors de lui expliquer ce qui se passe. Avec des mots très simples, la situation pourra être résumée et, surtout, l'enfant rassuré. Par exemple, en entendant ses parents lui dire : « Nous allons voir un docteur à l'hôpital, car nous avons besoin de son aide pour avoir peut-être un autre bébé », l'enfant possède déjà un grand nombre des informations dont il peut avoir besoin.

Parler de la FIV aux grands enfants

Plus l'enfant grandit, plus il est capable de comprendre le déroulement de la FIV et ce que vivent ses parents ; d'aller au devant de l'information, en posant des questions précises, en se documentant, etc. Par conséquent, l'information des enfants peut être, au fur et à mesure qu'ils grandissent, de plus en plus complète. Une fois encore, son niveau dépendra des caractères des uns et des autres, parents comme enfants, et des circonstances de telle ou telle tentative de FIV.

ZOÉ

C'est le titre d'un livret illustré, destiné à expliquer aux enfants à partir de 8 ans environ ce qu'est la fécondation in vitro. Léo, dans cet ouvrage[1], explique à son copain Jules que, le lendemain, ses parents devront aller à l'hôpital.

«– Ah bon, dit Jules. Pourquoi ? Ils sont malades ?

– Mais non, idiot, dit Léo en éclatant de rire, ils essayent juste d'avoir un autre bébé !

Jules regarde Léo d'un air étonné et lui dit :

– Tu sais, moi je sais comment on fait les bébés, et ce n'est pas du tout en allant à l'hôpital ! En fait, maman m'a raconté que les bébés naissent à l'hôpital mais que, pour faire un bébé, il faut que le papa et la maman fassent un très gros câlin. On appelle ça « faire l'amour ». Tu comprends ?

– Je sais déjà tout ça, moi aussi, dit Léo. Mais ta maman ne t'a pas expliqué qu'il y a des parents qui n'arrivent pas à avoir des bébés ?

– Non.

– Et bien ils peuvent quand même y arriver, mais autrement...

– Ah bon ! raconte... »

1. Sylvie Tiné-Brissiou et Patrick Mallet, Association de Compétences Éditeur, 14 rue Soleillet, 75014 Paris.

Conclusion

La fécondation in vitro est la réponse la plus avancée que propose la science à l'expression d'une souffrance particulière : celle que représente le fait, pour un couple, de ne pas pouvoir spontanément concevoir d'enfant.

Ne pouvant être décidé qu'après l'établissement d'un diagnostic d'infertilité, le recours à la FIV n'est jamais engagé à la légère, que ce soit de la part du corps médical comme de la part des couples. Trop d'enjeux essentiels sont en cause pour cela, au premier rang desquels figurent la naissance possible d'un enfant et la satisfaction qu'elle procurerait à ses parents.

Pour autant, nul n'est égal dans ses sentiments. Pour certains couples, la FIV est une aventure humaine chaleureuse et forte dans laquelle, même en cas d'échec, les beaux moments ne sont pas absents. Pour d'autres couples, la démarche de FIV s'effectue, à l'inverse, dans la douleur, comme une punition liée à l'incapacité de concevoir.

Entre ces deux extrêmes figure la grande majorité des couples, qui se passeraient bien de cette épreuve jugée quelque peu injuste sur la voie de l'enfant espéré, mais qui parviennent à faire la part des choses et acceptent, avec toute la bonne volonté dont ils disposent, de se soumettre aux contraintes exigées par la technique.

Pour tous, l'investissement personnel est élevé. La disponibilité physique réclamée vis-à-vis du centre de FIV est importante, notamment pour la femme. Et pour les deux conjoints formant le couple, l'espoir de la réussite, en se mêlant de façon permanente à la possibilité statistique d'échec, fait de la FIV une étape éprouvante et souvent délicate dans le parcours conjugal.

Ainsi, elle est peut-être là, la principale spécificité de la fécondation in vitro : si, techniquement, elle se présente à tous les couples de manière identique, elle n'est finalement envisagée, perçue et vécue par aucun de la même façon. Chaque couple, et même chaque membre de chaque couple, possède son histoire intime, sa vision de l'existence, sa manière de vivre l'absence d'enfant et l'espoir d'en avoir un. Les personnels médicaux le savent bien, eux qui ont pour difficile mission de faire coïncider, avec le plus de réalisme possible, les possibilités scientifiques disponibles avec les espoirs légitimes de leurs patients.

Car les avancées de la science, relayées par les publications spécialisées et les médias, ont pour double conséquence d'améliorer la prise en charge des couples, mais aussi de rendre ceux-ci de plus en plus exigeants face aux professionnels. « Faites-nous un bébé, ils ont dit à la télé que c'était possible pour nous ! » est un type d'ordre qu'il n'est, paraît-il, plus rare d'entendre en consultation. Les praticiens doivent rappeler l'évidence selon laquelle la médecine est chaque jour davantage porteuse d'espoir ; pour autant, elle n'est pas magie. Il convient que l'ensemble des couples, quelle que soit la douleur que représente pour eux une situation d'infertilité, en soit conscient.

La connaissance biologique de l'homme et de la femme progresse chaque jour. Les moyens techniques destinés à utiliser ces connaissances évoluent, eux aussi, quotidiennement. Bien sûr, pour un couple en souffrance, à l'infertilité duquel la médecine ne sait pas encore proposer de réponse adaptée, ces évolutions sont forcément trop lentes. Il n'en demeure pas moins que la FIV est toujours en devenir, grâce à la recherche, à la passion et au dévouement de milliers de professionnels... qui savent que la tâche est encore immense.

Nul ne sait encore quel sera, dans dix ou vingt ans, le visage de la fécondation in vitro. Nul ne sait dans quelle proportion se matérialisera, à cette date, la plus grande espérance de tous les praticiens : pouvoir proposer une prise en charge à un nombre toujours croissant de couples, avec une efficacité toujours meilleure. Ce qui semble évident toutefois, c'est que l'ampleur de la réponse à cette dernière inconnue est dépendante des efforts de recherche qui, dans un cadre législatif nécessairement clair, peuvent dès aujourd'hui et pourront demain être menés.

Dans cet ouvrage, il a beaucoup été question du couple, de son entourage, de l'équipe médicale qui s'occupe de lui, des chercheurs… Nous aimerions rappeler, au moment de clore notre travail, que, de façon paradoxale, ce n'est aucun de ces acteurs qui est au cœur d'une démarche de FIV.

L'acteur central de toute tentative est plus discret. C'est l'enfant dont la naissance est souhaitée. Les enfants, dit-on avec raison, sont l'avenir du monde. Le moins que l'on puisse souhaiter est que, quelles que soient les directions prises dans le futur par le traitement de l'infertilité, aucune n'omette sa première préoccupation : l'enfant à naître. Il en va, semble-t-il, d'une gestion saine et adulte de la vaste question de l'assistance médicale à la procréation.

Glossaire

Aménorrhée : Absence de règles.

AMP : Assistance médicale à la procréation. Selon la loi de juillet 1994, « l'assistance médicale à la procréation s'entend des pratiques cliniques et biologiques permettant la conception in vitro, le transfert d'embryons et l'insémination artificielle, ainsi que de toute technique d'effet équivalent permettant la procréation en dehors du processus naturel. »

Androgènes : Hormones sexuelles masculines ; également présentes, en faible quantité, chez la femme.

Anovulation : Absence d'ovulation.

Asthénospermie : Diminution du nombre de spermatozoïdes mobiles dans le sperme.

Azoospermie : Absence totale de spermatozoïdes dans le sperme.

Biopsie : Prélèvement chirurgical d'un fragment de tissu de l'organisme.

Blastocyste : Stade de développement de l'embryon observé dans l'utérus environ 6 jours après la fécondation.

Caryotype : Recherche des anomalies du nombre ou de la structure des chromosomes à partir d'un échantillon de sang.

CECOS : Centre d'étude et de conservation des œufs et du sperme humains.

Cervical : Relatif au col de l'utérus.

Chromosome : Petite structure du noyau de la cellule qui renferme l'information génétique.

Cœlioscopie : Examen visuel direct de la cavité abdominale grâce à l'introduction d'un système optique à travers la paroi de l'abdomen. Chez la femme, cet examen permet notamment d'observer l'utérus, les trompes et les ovaires.

Colposcopie : Examen du vagin et du col de l'utérus réalisé à l'aide d'une loupe.

Congélation : Voir *cryopréservation.*

Congénital : Relatif à ce qui existe dès la naissance.

Corps jaune : Glande de l'ovaire qui sécrète la progestérone après l'ovulation.

Cryopréservation : Congélation et conservation des spermatozoïdes ou des embryons dans l'azote liquide à la température de – 196 °C.

Date des dernières règles (DDR) : On prend en compte le premier jour des règles, c'est-à-dire le premier jour du cycle menstruel. En pratique, le premier jour des règles est le jour où la femme se réveille avec ses règles. Si les règles arrivent en fin d'après-midi, le premier jour sera le lendemain.

Diagnostic pré-implantatoire (DPI) : Examen génétique pratiqué sur un embryon conçu in vitro avant son transfert dans l'utérus et destiné à détecter une éventuelle anomalie chromosomique.

Dysménorrhée : Règles douloureuses.

Ejaculat : Volume de sperme émis pendant l'éjaculation.

Embryon : Être humain au cours des premiers mois de son développement dans l'utérus maternel. C'est aussi le terme employé par de nombreux biologistes pour désigner les premiers stades de division de l'ovocyte fécondé in vitro.

Endomètre : Muqueuse tapissant les parois de la cavité utérine.

Endométriose : Maladie caractérisée par la présence de cellules de l'endomètre en dehors de l'utérus.

Estradiol : Hormone féminine, de la famille des estrogènes, produite par l'ovaire.

Fécondabilité : Probabilité de survenue d'une grossesse au cours d'un cycle menstruel. Chez une femme de 25 ans, la fécondabilité moyenne est de 25 %.

Fécondation in vitro : Rencontre et fusion d'un ovocyte et d'un spermatozoïde au laboratoire par opposition à la fécondation *in vivo* qui se produit dans l'organisme féminin.

Follicule (ovarien) : Petite bulle de liquide où se développe l'ovocyte à l'intérieur de l'ovaire.

FIV : Voir *fécondation in vitro.*

FIVNAT : Association nationale recensant notamment les résultats de la FIV fournis par les centres d'AMP.

FSH (*Follicle Stimulating Hormone*) : Hormone produite dans le cerveau par l'hypophyse en réponse à une stimulation de l'hypothalamus. Chez la femme, elle intervient dans le développement du follicule ovarien. Chez l'homme, elle est impliquée dans la formation des spermatozoïdes.

Gamète : Cellule reproductrice féminine (ovocyte) ou masculine (spermatozoïde).

Glaire (cervicale) : Substance visqueuse produite par les cellules du col de l'utérus et destinée à favoriser le passage des spermatozoïdes du vagin vers l'utérus.

GnRH (ou LH-RH ou gonadolibérine) : Hormone produite dans le cerveau par l'hypothalamus pour stimuler la production et la libération de FSH et de LH par l'hypophyse.

Gonade : Glande responsable de la production des gamètes et d'hormones (ovaire chez la femme et testicule chez l'homme).

Grossesse biologique (ou biochimique) : Grossesse dont l'évolution s'interrompt spontanément quelques jours après un test de grossesse positif.

Grossesse extra-utérine (GEU) : Grossesse qui se développe anormalement en dehors de la cavité utérine, le plus souvent dans une trompe.

hCG (Human Chorionic Gonadotrophine) : Hormone principalement produite par la placenta au cours de la grossesse. Le dosage de cette hormone dans le sang (dosage de βhCG) est utilisé pour le diagnostic de grossesse.

Hormone : Substance chimique produite dans une glande (glande endocrine) et transportée par le sang vers un organe dont elle stimule ou inhibe le fonctionnement.

Hypophyse : Petite glande située à la base du cerveau responsable de la sécrétion de plusieurs hormones.

Hypothalamus : Région du cerveau qui contrôle l'hypophyse.

Hystérosalpingographie : Examen radiologique réalisé en injectant, par le col, un liquide dans l'utérus et les trompes pour vérifier leur perméabilité.

Hystéroscopie : Examen visuel direct de la cavité utérine réalisé en introduisant un petit tube par le col de l'utérus.

IAC : Insémination artificielle avec le sperme du conjoint.

IAD : Insémination artificielle avec le sperme d'un donneur.

ICSI (*IntraCytoplasmic Sperm Injection*) : technique de fécondation in vitro assistée qui consiste à injecter un spermatozoïde directement à l'intérieur de l'ovocyte.

IIC : Insémination artificielle intra-cervicale.

IIU : Insémination artificielle intra-utérine.

Insémination artificielle : Technique d'assistance médicale à la procréation qui consiste à déposer les spermatozoïdes dans les voies génitales féminines. L'insémination est réalisée soit dans le col utérin (insémination intra cervicale, IIC), soit directement dans la cavité utérine (insémination intra utérine, IIU).

LH (*Luteinizing Hormone*) : Hormone produite dans le cerveau par l'hypophyse en réponse à une stimulation de l'hypothalamus. Chez la femme, elle intervient dans la maturation de l'ovocyte et dans la rupture du follicule ovarien au moment de l'ovulation. Chez l'homme, elle stimule la production de la testostérone par les testicules.

Micro-injection : Voir *ICSI.*

OATS : Voir *oligoasthénotératospermie.*

Oligoasthénotératospermie : Association de 3 anomalies du sperme : oligospermie, asthénospermie et tératospermie.

Oligospermie : Diminution du nombre des spermatozoïdes dans le sperme.

Ovaire : Glande responsable de la production des ovocytes et des hormones féminines.

Ovocyte : Cellule reproductrice féminine (aussi appelée ovule).

Ovogenèse : Production des ovocytes par les ovaires.

Ovulation : Rupture du follicule ovarien et libération de l'ovocyte.

Ovule: Voir *ovocyte.*

Paillettes : Tubes de plastique très fins résistant aux basses températures (–196 °C) dans lesquels sont conservés les spermatozoïdes ou les embryons cryopréservés.

Polyspermie : Fécondation anormale d'un ovocyte par plusieurs spermatozoïdes.

PMA : Voir *AMP.*

Progestérone : Hormone produite par l'ovaire pendant la deuxième moitié du cycle féminin et par le placenta pendant la grossesse.

Salpingite : Infection de la trompe.

Salpingectomie : Ablation chirurgicale de la trompe.

Sérologie : Étude de la composition et des propriétés du sérum sanguin.

Sérum sanguin : Partie liquide du sang qui ne contient pas de cellules.

Spermatogénèse : Production des spermatozoïdes par les testicules.

Spermatozoïde : Cellule reproductrice masculine.

Spermoculture : Recherche de bactéries dans le sperme éjaculé.

Spermocytogramme : Examen de la forme des spermatozoïdes.

Spermogramme : Examen de laboratoire destiné à étudier tous les paramètres du sperme (volume de l'éjaculat, nombre, mobilité et forme des spermatozoïdes...).
Tératospermie : Augmentation du nombre de spermatozoïdes de forme anormale dans le sperme.
Testicule : Glande responsable de la production des spermatozoïdes et des hormones masculines.
Testostérone : Hormone produite par les testicules.
Tubaire : Relatif à la trompe.
Zone pellucide : Enveloppe protectrice de l'ovocyte et de l'embryon pendant les premiers stades de son développement.
Zygote : Ovocyte fécondé.

INDEX

Pour en savoir plus

Livres

Béatrice Koeppel, *La vie qui revient : dans un service de fécondation in vitro*, Calmann-Lévy, 2000. Le regard d'une sage-femme sur le service de FIV où elle exerce.
Josée Pochat-Duhamel, *Un enfant coûte que coûte*, Le Cherche-Midi, 2001. Récit d'un parcours d'AMP.
Brigitte-Fanny Cohen, *Un bébé, mais pas à tout prix, Les dessous de la médecine de la reproduction*, Jean-Claude Lattès, 2001. Témoignage personnel et enquête journalistique sur le désir d'enfant et les procréations assistées.
Élisabeth Jéronymidès, *Elles aussi deviendront mères : des femmes qui se sentent stériles*, Payot, 2001. L'expérience d'une spécialiste en psychopathologie périnatale devant des cas de stérilité inexpliquée : le rôle important de l'inconscient dans la capacité à concevoir.
Sous la direction de Brigitte Trillat, *Abandon, adoption : liens du sang, liens d'amour*, Autrement, 1987. Recueil de témoignages, voyage dans l'histoire et la géographie d'enfants et de mères en souffrance. Ouvrage de réflexion pour l'adoption.

Sites internet

La passerelle, Quand stérilité rime avec solidarité – http ://www.passrele.multimania.com. Site d'informations et d'échange sur la stérilité et les AMP. Info médicale, nombreux témoignages, possibilité de dialoguer, lien avec d'autres sites.

Pauline et Adrien – http ://www.paulineadrien.com. Site de l'association du même nom, créée en 1988. Info médicale, écoute de la détresse des patients, mais aussi action pour le développement de liens entre pouvoirs publics, corps médical et patients.
L'enfant de l'espoir – http ://www.members.aol.com/enfantesp/Assoc.html. Site de l'association du même nom : accueil, écoute, échange d'expérience entre patients, conseils d'orientation médicale.
Fécondités – http ://www.fecondites-fr.com. Site d'inspiration catholique sur l'infertilité et les AMP.
Fiv France – http ://fivfrance.com. Info médicale, statistiques, liens avec d'autres sites.
Comité consultatif national d'éthique – http ://www.ccne-ethique.org. Présentation du Comité, liste et contenu de ses avis depuis 1984.
Mission de l'adoption internationale – http ://www.diplomatie.fr/mai. Site officiel du département Adoption du ministère des Affaires étrangères. Information complète sur l'adoption internationale.

Par ailleurs, la plupart des centres de FIV, hôpitaux ou cliniques, ont aujourd'hui un site internet.

REMERCIEMENTS

Nous tenons à exprimer notre vive gratitude aux nombreuses personnes qui, de près ou de loin, ont participé à l'élaboration de cet ouvrage : aux couples qui ont accepté de témoigner ouvertement sur le vécu de leur tentative ; à ceux qui ont témoigné indirectement, par l'intermédiaire notamment de différents sites Internet, et qui ont accepté que des extraits de leurs propos soient publiés ; à ceux qui ont participé au questionnaire mis en place.

Je tiens à remercier l'ensemble du personnel des centres de FIV dans lesquels je me suis rendu pour me documenter, et plus particulièrement Sylvie Ripart, Geneviève Pascal, Patricia Bonnet et Alain Archambault, du CHU de Nîmes ; le professeur René Frydman et Valérie Blanchet, de l'hôpital Antoine Béclère de Clamart.

Christophe Butruille

Je profite de cet ouvrage pour manifester ma gratitude au professeur Paul Barrière qui m'a accueilli, il y a près de quinze ans, dans son service. Pour la qualité de son enseignement, ses compétences professionnelles et ses qualités humaines, je souhaite lui témoigner ma reconnaissance et mon amitié.

Au sein de notre équipe, la collaboration avec le docteur Sophie Mirallié est depuis toujours un privilège. Pour son humanité et ses qualités professionnelles, je veux lui exprimer mon affectueuse amitié.

Je tiens enfin à remercier chaleureusement tous les membres du Centre d'assistance médicale à la procréation du CHU de Nantes. Leur savoir-faire, leurs qualités professionnelles et leur disponibilité au service des patients ont très largement inspiré la rédaction de ce livre. Je veux leur exprimer toute mon estime.

Miguel Jean

Table

II. UN CHEMINEMENT PERSONNEL

III. QU'EST-CE QUE LA FIV ?

IV. VIVRE UNE TENTATIVE DE FIV

V. VIVRE AVEC LA FIV

« Bibliothèque de la famille »

Le Bébé prématuré – L'accueillir, le découvrir, le soutenir
DR CLAUDE BEYSSAC-FARGUES ET SYLVIE SYFUSS-ARNAUD

Une année dans la vie d'une femme – Ma grossesse, mon bébé
MAÏTÉ JACQUET ET MATHILDE NOBÉCOURT

Votre enfant de la naissance à la grande école
PENELOPE LEACH

L'adoption – Comprendre l'enfant, accompagner les parents
DELPHINE ROUQUÈS

L'Allaitement – De la naissance au sevrage
DR MARIE THIRION

Les Compétences du nouveau-né
DR MARIE THIRION

Le Sommeil, le Rêve et l'Enfant – De la naissance à l'adolescence
DR MARIE THIRION ET MARIE-JOSÈPHE CHALLAMEL

L'Éveil de votre enfant – Le tout-petit au quotidien
CHANTAL DE TRUCHIS

« Questions de parents »

Quels repères donner à nos enfants dans un monde déboussolé ?
JEAN-LUC AUBERT

Mes parents se séparent – Comprendre ce que ressent l'enfant
MAURICE BERGER et ISABELLE GRAVILLON

Petite terreur ou souffre-douleur – La violence dans la vie de l'enfant
STÉPHANE BOURCET ET YVES TYRODE

Petits tracas et gros soucis de 1 à 7 ans – Quoi dire, quoi faire
CHRISTINE BRUNET et ANNE-CÉCILE SARFATI

Petits tracas et gros soucis de 8 à 12 ans – Quoi dire, quoi faire
CHRISTINE BRUNET et ANNE-CÉCILE SARFATI

Une famille, ça s'invente – Les atouts des parents, les atouts des enfants
HÉLÈNE BRUNSCHWIG

Papa, Maman, laissez-moi le temps de rêver !
ETTY BUZYN

Me débrouiller, oui, mais pas tout seul !
ETTY BUZYN

Je t'aime, donc je ne céderai pas !
ETTY BUZYN

La Mort pour de faux et la Mort pour de vrai
DANA CASTRO

Ça va pas fort à la maison – L'enfant et les soucis des grands
DANA CASTRO

Qui lit petit lit toute la vie
ROLANDE CAUSSE

Il a du mal à l'école – Un peu, beaucoup, trop... comment l'aider
BRIGITTE CHEVALIER

Il a du mal au collège – Comment l'aider
BRIGITTE CHEVALIER

Petit manuel à l'usage des grands-parents qui prennent leur rôle à cœur
ÉTIENNE CHOPPY et HÉLÈNE LOTTHÉ-COVO

Séparons-nous... mais protégeons nos enfants
STÉPHANE CLERGET

Vos enfants ne sont pas des grandes personnes
BÉATRICE COPPER-ROYER

Peur du loup, peur de tout – Petites peurs, angoisses, phobies de l'enfant et de l'adolescent
BÉATRICE COPPER-ROYER

Premiers émois, premières amours – Quelle place pour les parents ?
BÉATRICE COPPER-ROYER

L'épanouissement de l'enfant doué
SOPHIE CÔTE

Doué, surdoué, précoce – L'enfant prometteur et l'école
SOPHIE CÔTE ET DR LADISLAS KISS

Psy ou pas psy ? – Quand et qui consulter
DR PATRICK DELAROCHE

Adolescence à problèmes – Comprendre vos enfants pour les aider
DR PATRICK DELAROCHE

Doit-on céder aux adolescents ?
DR PATRICK DELAROCHE

Parents, osez dire non !
DR PATRICK DELAROCHE

Oser être mère au foyer
MARIE-PASCALE DELPLANCQ-NOBÉCOURT

Parents de cœur – Comprendre l'enfant adopté
SHERRIE ELDRIDGE

Le Dieu de l'enfant – Il n'est pas celui qu'on croit
NICOLE FABRE

Amour, enfant, boulot... comment sortir la tête de l'eau
ANNE GATECEL et CAROLE RENUCCI

Le baby-clash – Le couple à l'épreuve de l'enfant
BERNARD GEBEROWICZ et COLETTE BARROUX

Mon enfant me dévore
LYLIANE NEMET-PIER

Papa, Maman, j'y arriverai jamais ! – Comment l'estime de soi vient à l'enfant
EMMANUELLE RIGON

J'ose pas, je suis trop timide – S'affirmer est un jeu d'enfant
EMMANUELLE RIGON

Turbulent, agité, hyperactif – Vivre avec un enfant tornade
EMMANUELLE RIGON

Aidez-moi à trouver mes marques ! – Les repères du tout-petit
MICHAEL ROHR

Toutes les questions que vous vous posez sur l'école maternelle
NICOLE DU SAUSSOIS

Les Risques de l'adolescence
GÉRARD SÉVÉRIN

Qui a peur des jeux vidéo ?
SERGE TISSERON

Crèches, nounous et Cie – Modes de garde, mode d'emploi
ANNE WAGNER ET JACQUELINE TARKIEL

Hors Collection
Petites histoires pour devenir grand – À lire le soir pour aborder avec l'enfant ses peurs, ses tracas, ses questions
SOPHIE CARQUAIN

Petites histoires pour devenir grand 2 – Des contes pour leur apprendre à bien s'occuper d'eux
SOPHIE CARQUAIN

Petites leçons de vie – Pour l'aider à s'affirmer
SOPHIE CARQUAIN

« Les Guides du centre Tavistock »

Comprendre votre enfant de la naissance à 3 ans
LISA MILLER, DEBORAH STEINER et SUSAN REID

Comprendre votre enfant de 3 à 6 ans
JUDITH TROWELL, LISA MILLER et LESLEY HOLDITCH

Comprendre votre enfant de 6 à 9 ans
DEBORAH STEINER, ELSIE OSBORNE et LISA MILLER

Comprendre votre enfant de 9 à 12 ans
DORA LUSH, JONATHAN BRADLEY et EILEEN ORFORD

Comprendre votre enfant à l'adolescence
MARGOT WADDELL, JONATHAN BRADLEY, HÉLÈNE DUBINSKY, BETA COPLEY et GIANNA WILLIAMS

Comprendre votre enfant handicapé
VALÉRIE SINASON

« La Cause des bébés »

Où commence la violence ? – Pour une prévention chez le tout-petit
DANIELLE DALLOZ

La Magie du nouveau-né
DR MARSHALL KLAUS et PHYLLIS KLAUS

Carnets d'une obstétricienne
DR ÉVELYNE PETROFF

Des bébés et des hommes – Tradition et modernité des soins aux tout-petits
CATHERINE ROLLET et MARIE-FRANCE MOREL

Les femmes et les bébés d'abord – Pour une médicalisation raisonnée de la maternité
MYRIAM SZEJER et FRANCINE DAUPHIN

Le bébé et les ruptures
sous la direction de CAROLINE ELIACHEFF et DE MYRIAM SZEJER

Le bébé face à l'abandon, le bébé face à l'adoption
sous la direction de MYRIAM SZEJER

Naître... et naître encore
UN TEXTE DE LOUISE L. LAMBRICHS sur des photos de SARAH NEY

Bébé rentre à la maison
ALICE NEUMANN, avec ISABELLE THOMAS

La naissance en Occident
PAUL CESBRON et YVONNE KNIBIEHLER

Le complexe de Moïse – Regards croisés sur l'adoption
DIANE DRORY et COLETTE FRÈRE

L'art de nourrir les bébés
sous la direction de MYRIAM SZEJER

Pour les enfants
Moi, je connais bien les bébés
MYRIAM SZEJER

Composition : IGS-CP
Impression sur presse numérique par CPI, Firmin Didot en juin 2009
Éditions Albin Michel
22, rue Huyghens, 75014 Paris
www.albin-michel.fr

ISBN 978-2-226-13760-9
N° d'édition : 13960/02 – N° d'impression : 95905
Dépôt légal : mai 2003
Imprimé en France